AF320061

EXPOSITION

PHYSIOLOGIQUE

DES PHÉNOMÈNES

DU

MAGNÉTISME ANIMAL

ET DU

SOMNAMBULISME,

Contenant des observations pratiques sur les avantages et l'emploi de l'un et de l'autre dans le traitement des maladies aiguës et chroniques.

PAR AUGUSTE ROULLIER,

Docteur en médecine de Montpellier, ancien Médecin des armées, et Membre correspondant de la Société du Magnétisme.

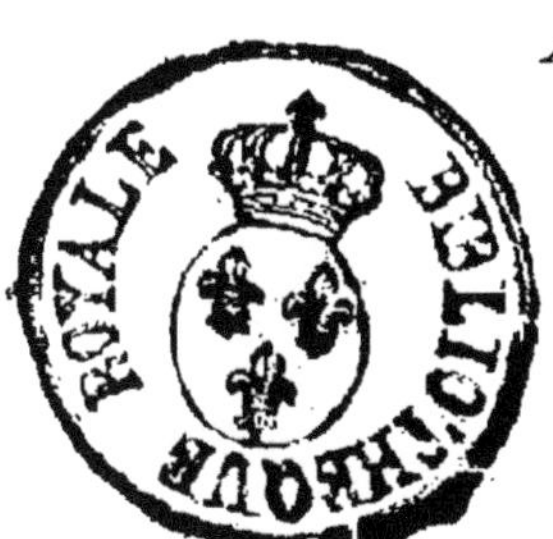

Ars medica ab eo quod molestum est liberat, et id, ex quo cui ægrotat, auferendo, sanitatem reddit: item et natura per se facere novit.

HIPP.

~~~~~~~~~~~~~~~

PARIS,

J. G. DENTU, IMPRIMEUR-LIBRAIRE,

rue des Petits-Augustins, n° 5 (ancien hôtel de Persan).

1817.
~~~~~~~~~~~~~~~

AVANT-PROPOS.

—

On a bien eu raison de dire que *des vérités repoussées d'abord parce qu'elles ont été mal présentées, sont plus difficilement accueillies que des vérités inconnues.* Tel a été malheureusement, à bien des égards, le sort du magnétisme animal. Il fut, en 1784, condamné, proscrit par plusieurs Sociétés savantes, poursuivi par le ridicule et joué sur différens théâtres. Ses partisans, contraints au silence, furent même dénoncés comme *une nouvelle milice de charlatans qui, trompant les mortels crédules, tend des embûches cachées aux bonnes mœurs, à la fortune et à la santé des citoyens,* etc., etc.

A l'époque où l'on persécutait ainsi le magnétisme à outrance, on blâmait cependant encore l'inquisition de ses rigueurs envers Galilée ; on gémissait des persécutions exercées si long-temps contre Christophe Colomb, Descartes, et tant d'autres grands hommes. L'histoire des longues et vives discussions au sujet de l'émétique, de la circulation, celle plus moderne de l'inoculation, etc., n'étaient pas, je crois, tout à fait oubliées. Faut-il ajouter que lorsque M. Mauduyt établit son traitement électrique, *les commissaires d'une faculté illustre et recommandable se prescrivirent de ne rien voir de ce qui se faisait chez lui* (1)

« Nous ne rappelons cela, di-
« sent MM. Hallé et Nysten, par
« aucun ressentiment particu-
« lier, mais pour faire voir com-
« bien les hommes les plus hon-
« nêtes doivent être en garde
« contre cet esprit de corpora-
« tion, utile sous de certains
« rapports, mais souvent aussi
« destructif des meilleures cho-
« ses ; cet esprit, qu'on regarde
« comme un zèle presque sacré,
« et qui n'est qu'un genre d'é-
« goïsme d'autant plus dange-
« reux, qu'il prend les fausses
« couleurs de l'esprit public. »

Si l'on voulait, on multiplierait

---

(1) Voyez *Dictionnaire des sciences médicales*, article ÉLECTRICITÉ.

à l'infini les preuves de la malheureuse influence que l'esprit de parti n'exerce que trop souvent. Mais ne réveillons point d'anciennes inimitiés; jetons un voile sur de fâcheux souvenirs, et tâchons, s'il est possible, de ramener les esprits.

Aujourd'hui on est à même d'apprécier, avec plus de sangfroid, ce qu'il y eut alors de vraiment répréhensible dans la conduite de ceux qui persécutèrent le magnétisme. La plupart des phénomènes, recueillis d'une longue pratique, sont maintenant, en grande partie, avérés même par ceux que l'on est en droit de regarder comme antagonistes de cette doctrine. Les magnétiseurs ne peuvent certai-

nement pas douter des effets curatifs du magnétisme ; leur conviction, à cet égard, est fondée
sur une longue expérience. Un
nombre prodigieux de malades
se sont confiés à leurs soins, un
très-grand nombre ont été guéris ; et ces cures ont, pour la plupart, toute l'authenticité qu'on
pourrait exiger, dans certains
cas, de celles opérées par les
secours de la médecine.

Mais si la confiance et la conviction des magnétiseurs sont
légitimement fondées, il n'en est
pas de même pour une grande
majorité du public, et sur-tout
pour les médecins. De leur part,
le doute, l'incrédulité même, me
paraissent, à plusieurs égards,
excusables. Comment admettre

toutes les merveilles du somnambulisme? comment y croire?
Il ne suffit pas de les avoir ouï
raconter à des personnes dignes
de foi, il ne suffit pas de les avoir
lues dans les divers écrits des
magnétiseurs; peut-être suffi-
rait-il à peine d'en avoir été souvent le témoin : il faut encore les
avoir opérées soi-même, à plusieurs reprises, et sur différentes
personnes.

La réunion de tous ces avantages a dû se rencontrer dans les
Sociétés magnétiques. Parmi ces
différentes Sociétés qui ont acquis de si justes droits à la reconnaissance publique, il me
sera sans doute permis de citer
celle de Strasbourg, à laquelle
j'avais l'honneur d'appartenir,

et dont j'ai suivi ou partagé pendant deux ans les travaux.

M. le comte de Lutzelbourg en était le syndic perpétuel, et chargé de l'instruction des élèves. C'est moins sous ce dernier rapport que je lui ai les plus grandes obligations, qu'à raison de la confiance dont il daignait m'honorer. La bonté avec laquelle il s'est toujours empressé de me procurer l'occasion d'observer, avec lui, les faits les plus étonnans, m'a été d'un grand secours. Dans l'intimité d'intéressantes et instructives conversations, j'ai été à même de fortifier ma croyance. Je lui soumettais, sans réserve, mes réflexions; je lui proposais même souvent des difficultés, des objections; jamais il ne me refusa la satisfaction, ou de les résoudre, ou de les discuter avec moi. Combien n'ai-je pas eu de fois l'occasion d'apprécier toute la solidité de ses raisonnemens basés sur la grande expérience qu'il avait acquise dans la pratique du magnétisme, et l'étude suivie qu'il avait faite des phénomènes du somnambulisme!

Différens ouvrages, et même en assez grand nombre, ont été publiés sur la théorie, la pratique et les effets du magnétisme. La plupart contiennent sur le somnambulisme, en particulier, une foule de détails intéressans qu'il est essentiel de connaître. Parmi ces ouvrages, on ne saurait se dispenser de lire ceux de

M. le marquis de Puységur, les Journaux de M. Tardy de Montravel, de M. le comte de Lutzelbourg, les *Mémoires de la Société de Strasbourg*, les *Annales du magnétisme*, etc., etc. On y doit sur-tout joindre l'*Histoire critique du magnétisme animal*, par M. Deleuze. Je ne puis citer cet écrit qu'avec éloge; je le regarde comme un ouvrage vraiment classique sur le magnétisme.

Tous les faits qui concernent l'histoire du magnétisme sont rapportés, par M. Deleuze, avec une franchise et une impartialité qui font infiniment d'honneur à son caractère. Les phénomènes du somnambulisme y sont examinés, discutés avec une sagacité et une modération qui doivent, tôt ou tard, concilier les esprits. La vérité s'y trouve dégagée du merveilleux, dont quelques enthousiastes l'avaient malheureusement obscurcie.

En m'annonçant comme un des défenseurs du magnétisme, en suivant l'exemple que viennent de donner les Klugge, les Hufeland, les Wolfard, les Gmelin, les Weinholl, les Boeckmonn, les Sprengel, les Marcard, etc., etc., etc., sans avoir ni leur réputation ni leur mérite, je rends, comme eux, hommage à la vérité; comme eux, je m'acquitte d'un devoir qu'impose à ma conscience le profession de médecin.

Les hommes sages approuveront, j'ose l'espérer, ma démarche ; ils sentiront, comme moi, qu'au moment où Messieurs de la Société du magnétisme font, journellement, dans leurs écrits, un appel à tous les gens de l'art, je serais blâmable si je gardais plus long-temps le silence. Je n'hésite donc point à joindre ma conviction personnelle à celle de tous les défenseurs de la cause du magnétisme. Cette démarche me force d'entrer dans quelques détails devenus, sur-tout pour un médecin, indispensables.

D'après le plan que je m'étais tracé dans mon *Essai sur la philosophie médicale*, j'ai dû nécessairement parler du magnétisme ; j'ai dû présenter un ex-

(xij)

posé de la doctrine de Mesmer. Mais je ne pouvais pas me permettre d'entrer alors dans une infinité de détails qu'exige un examen impartial de cette importante découverte. Je me contentais simplement de poser cette question : « Si l'homme jouit de « la malheureuse faculté de com- « muniquer, par voie de conta- « gion, certaines maladies à ses « semblables, serait-il donc hors « de raison de lui supposer une « vertu absolument contraire, « c'est-à-dire celle que peut et « que doit avoir en effet, dans « certaines circonstances, un in- « dividu sain, d'exercer une in- « fluence salutaire sur un indi- « vidu faible et malade ? »

N'ayant offert alors au lecteur aucun fait à l'appui des influences salutaires et curatives du magnétisme, ne m'étant point expliqué positivement à cet égard, je n'ai pas le droit de me plaindre de ceux qui ne voient qu'une *hypothèse toute gratuite* dans la seconde partie de ma question. Mon intention est, aujourd'hui, de suppléer à cette omission, en exposant les motifs d'une confiance, d'une conviction personnelle, fondées sur l'expérience des autres et la mienne.

Je partagerai mon ouvrage en trois sections. Dans la première, j'examinerai quels sont les principes fondamentaux du magnétisme; ceux qu'il est permis de regarder comme propres à en

.garantir là pratique de tout arbitraire.

Dans la seconde, je parlerai
du somnambulisme magnéti-
que, de ses rapports avec le somnambulisme naturel, et plusieurs
autres phénomènes, soit physiologiques, soit pathologiques.

Dans la troisième, je m'occu-
perai d'abord de l'examen des
principes et des faits qui peuvent et doivent autoriser notre
confiance à la puissance curative du magnétisme. Je tracerai
ensuite le tableau des différentes
maladies, dans lequelles le magnétisme a été jusqu'à présent
employé avec ou sans succès.
Je citerai également celles dans
lesquelles on ne l'a point encore
tenté.

EXPOSITION

PHYSIOLOGIQUE

DES PHÉNOMÈNES

DU

MAGNÉTISME ANIMAL

ET DU SOMNAMBULISME.

PREMIÈRE SECTION.

—

CHAPITRE PREMIER.

Influences magnétiques.

On ne peut, sans doute, que rendre hommage au génie de Mesmer, qui envisageait le magnétisme comme la cause de tous les phénomènes et de tous les changemens si variés qui ont lieu sans cesse dans l'univers. Quelques-uns des principes fondamentaux de la théorie de Mesmer ne sont peut-être pas réellement

faux, mais ils paraissent du moins hypothétiques ; ils ne se lient point aux doc-
trines physiques que l'analyse soumet, de
nos jours, à toute la rigueur et à toute la
précision du calcul.

Il a donc fallu renoncer, en quelque
sorte, à ces ingénieuses conceptions ; il
a fallu, pour ainsi dire, en oublier les conséquences, qui n'avaient d'ailleurs qu'un
rapport indirect à la doctrine que Mesmer
cherchait à établir. On a dès-lors jugé plus
convenable de s'en tenir, pour principes
fondamentaux, à des faits dont personne
ne puisse, raisonnablement, contester la
réalité. Les résultats obtenus par une longue expérience ont été soumis à une critique sévère et judicieuse ; les phénomènes du magnétisme n'ont plus été,
désormais, envisagés que sous des rapports, moins étendus à la vérité, mais ils
ont acquis, dans leur enchaînement, une
exactitude et une précision qui les rat-
tachent plus particulièrement aux lois
connues de l'économie animale.

(3)

Le magnétisme, pris dans un sens physiologique, doit être considéré comme un rapport, une influence réciproque qui s'établit entre un individu et un autre, d'après les lois de notre organisation ; mais le plus souvent, et d'une manière déterminée, à l'aide de certains procédés physiques aujourd'hui suffisamment connus de tous les magnétiseurs. On trouve les détails de ces procédés dans divers écrits sur le magnétisme.

Les procédés physiques mettent en jeu un fluide que le raisonnement et l'analogie nous forceraient, pour ainsi dire, d'admettre, si tous les somnambules lucides n'en avaient d'ailleurs invariablement attesté l'existence. Les somnambules voient ce fluide blanc comme la lumière, et parsemé d'étincelles brillantes, quand le magnétiseur agite, avec plus ou moins de force, ses doigts en pointe ; et parmi ces somnambules, on cite des enfans, des personnes sans aucune connaissance de physique, et qui même, dans

leur état naturel, n'ajoutaient aucune con
fiance au magnétisme.

Invisible pour nous, quand nous sommes dans l'état ordinaire, impondérable, ce fluide, soit par une augmentation de mouvement, soit par des modifications qui lui sont propres, et qui peuvent dépendre de sa quantité, de sa qualité, de sa direction, produit, chez les personnes magnétisées, des effets plus ou moins variables, plus ou moins faciles à apprécier par les sens. Ce point de doctrine, contesté à une époque où l'on croyait pouvoir prononcer affirmativement que *le fluide magnétique n'existe pas*, ne saurait présenter aujourd'hui les mêmes difficultés. Les objections dont on voudrait s'appuyer encore pour combattre l'existence de ce fluide, se trouveraient être du même ordre que celles dont on chercherait à faire usage contre le calorique, admis de nos jours, presque généralement, par les physiciens et les chimistes.

Toute discussion à cet égard est non

seulement inutile, mais elle ne peut même
avoir, dans aucun cas, une importance
réelle. Que l'on admette ou que l'on rejette l'existence d'un fluide magnétique,
le fait d'une influence réciproque entre
les différens corps qui nous environnent,
et sur-tout entre les êtres organisés, est
un fait incontestable. Ce fait devient le
principe fondamental de la doctrine du
magnétisme ; il doit être regardé comme
la base sur laquelle reposent les documens
les plus essentiels de sa pratique, comme
le lien propre à coordonner, à lier entre
eux les différens phénomènes qu'obser-
vent journellement, depuis nombre d'années, les magnétiseurs.

On ignore, il est vrai, et peut-être
ignorera-t-on toujours quelle est la nature du fluide magnétique ; il est sans
doute d'une extrême ténuité, et une
seule de ses molécules peut communiquer son mouvement à une masse plus
ou moins considérable du même fluide,
comme une seule étincelle est capable

d'occasionner un incendie. Mais quelle que soit sa nature, on peut présumer qu'il n'est qu'une modification de ce fluide universel qui remplit l'espace et pénètre tous les corps. Les conséquences que Mesmer avait déduites de ce principe me mèneraient beaucoup trop loin. M'en tenant à ce qui ne sort point du domaine de l'économie animale, je dirai donc que tout nous porte à croire que ces attractions et répulsions vitales, ou autrement, que les *sympathies* et les *antipathies* dont les physiologistes ont recueilli tant de faits, sont sous la dépendance d'une influence que nous croyons pouvoir nommer *magnétique.*

Les phénomènes qui dépendent de cette influence, lorsqu'elle est délétère, viennent se ranger dans la classe des contagions. Dans des circonstances tout opposées à la contagion, lorsque l'influence magnétique devient salutaire pour l'être faible ou souffrant, elle est alors, quant à son intensité, relative, d'une part, à la suscep-

tibilité nerveuse de la personne magnétisée ; de l'autre, à l'énergie de la volonté
du magnétiseur, et à la supériorité de ses
forces physiques ; le plus souvent c'est
moins chez ce dernier une prédominance
de force très-prononcée dans le système
musculaire, qu'une plus grande activité
nerveuse, une détermination de volonté
plus soutenue, mieux dirigée vers le bien
du malade, qui augmente les effets de la
puissance magnétique. *Sachez vouloir,*
répètent sans cesse à tous ceux qui veulent se livrer à la pratique du magnétisme,
les maîtres de l'art.

Les annales de la médecine nous four-
nissent des preuves suffisantes et nombreuses des influences délétères et contagieuses. L'histoire et la pratique du magnétisme nous offrent également un grand
nombre de faits qui constatent la réalité
des influences curatives. Dans les deux
cas, la nature et le mode de ces influences
ne nous sont pas encore parfaitement connus ; mais elles nous paraissent être,

l'une et l'autre, deux lois générales de l'économie animale, qui dépendent d'une action et d'une réaction vitales plus ou moins énergiques. Dans quelques-unes des contagions, le mode de communication dépend évidemment d'une influence nerveuse. Dans d'autres, comme la variole, la syphilis, la gale, etc., la communication a lieu à l'aide d'une matière fixe et susceptible d'être inoculée.

Dans l'ouvrage du docteur Schnurrer, *sur les Épidémies et les contagions*, traduit par MM. Gasc et Breslau, médecins des armées (Paris, 1815), se trouvent, pag. 156 et suivantes, les réflexions ci-jointes :

« Les organisations analogues se communiquent leur état de santé et de maladie, sans que cette communication se fasse par quelque chose de matériel. Cette hypothèse n'est pas aussi hardie qu'on pourrait le croire au premier abord, puisque les phénomènes du magnétisme

animal nous donnent des résultats analogues. Ici, certains individus agissent sur
les autres, de manière qu'une personne
s'aperçoit de l'état dans lequel une autre
se trouve, même à une certaine distance,
et participe souvent aux mêmes phénomènes. Déjà les phénomènes ordinaires
du magnétisme animal, lorsqu'ils ne sont
pas même poussés jusqu'à cet état qu'on
appelle *somnambulisme*, ont une ressemblance frappante avec ceux de la contagion.

« Certaines substances inanimées que
le magnétiseur aurait touchées ou por-
tées sur lui, peuvent être également
douées de la faculté de produire des phénomènes analogues à ceux que le magnétiseur lui-même était capable de produire.
A quelques égards, la contagion se rapproche plus des phénomènes du magnétisme animal que de ceux de la génération. Car, dans celle-ci, la nouvelle production, ou le germe, se formant dans
un organe particulier destiné à cet objet,

ne se confond point avec les organes qui le développent, mais en est distinct et séparé, et comme jouissant d'une existence propre.

« Au contraire, dans la contagion, les organes destinés à former, à sécréter le virus contagieux, sont déterminés et développés dans le cours même de la maladie. L'organisme entier se trouve modifié, et prend une autre forme. »

Comment des réflexions si sages, si intéressantes, et qui méritaient au moins une discussion raisonnée, sont-elles accueillies dans un journal de médecine *français?* On a l'air d'en faire peu de cas, on s'égaie aux dépens des magnétiseurs, et l'on finit par plaindre l'auteur de n'avoir pu se garantir de la *contagion du magnétisme!*

Long-temps avant que l'on s'occupât du magnétisme, et que l'on eût ramené sa pratique à des principes incontestables, le Cat avait dit : « Le fluide qui circule dans nos nerfs, et qui entretient la vie, affecté du caractère particulier d'une passion, en porte l'impression jusque dans le fluide animal des autres individus. » Ce principe si lumineux, si fécond dans ses applications et ses résultats, s'est trouvé confirmé par tous les faits du magnétisme.

Dans le même sens, Baglivi avait également dit avant le Cat : « *E cute nostrâ transpirat continuò Mumia quadam fermentalis humana : sivè spiritus vitalis, ideis variarum corporis partium plenus per quem fiunt variæ morborum, morum, et naturarum transplantationes, sive philtra; cum tales spiritus à corpore in corpus transfunduntur* (1). »

Tout nous porterait donc à croire que le fluide magnétique n'est autre chose que cet esprit vital, ce fluide nerveux admis par la plupart des physiologistes. Comme le calorique, il paraît pénétrer tous les

______

(1) Baglivi, *Opera*, Lugd., in-4°, 1733, p. 68.

corps avec plus ou moins de facilité; et s'il nous offre, d'une part, des analogies avec la lumière, le fluide de l'aimant et l'électricité, il nous présente aussi des différences qui tiennent à des causes que nous ne connaissons point encore.

D'après de nombreuses expériences faites dans diverses circonstances, il est prouvé que le galvanisme détermine sur la contractilité musculaire, après la mort, une action analogue à celle que l'influence nerveuse exerce pendant la vie. Quelques tentatives de ce genre font pressentir l'existence d'une influence curative d'a-nimal à animal. « Doit-on croire, disent les savans auteurs de l'article *électricité* (*Dictionnaire des sciences médicales*), que les rapports que les expériences galvaniques ont fait connaître entre les organes du sentiment et ceux du mouvement, peuvent être quelquefois troublés dans les maladies, et ensuite rétablis par les contacts artificiellement dirigés des corps vivans bien constitués et bien por-

tans? Si cela était, quelle mesure de puissance peut-on attribuer à ce moyen ? »
MM. Hallé et Nysten n'ajoutent aucune
réflexion ultérieure à cet égard ; mais en
renvoyant le lecteur à l'article *magnétisme ,* ils font présumer que cette analogie d'effets leur paraît assez frappante,
pour qu'en admettant les uns, on ne fût
guère alors en droit de rejeter les autres.

Dans les influences réciproques qui
s'établissent entre le magnétiseur et le
magnétisé, le fluide paraît suivre à plusieurs égards les lois de l'équilibre ; il
manifeste aussi des effets qui dépendent
d'un pouvoir, soit *émissif,* soit *absorbant.*
Mais la direction spéciale, intentionnelle
qui lui est communiquée par la volonté
du magnétiseur, établit une différence
distinctive qui s'écarte, à la vérité, des
rapports physiques ordinaires et connus,
mais qui mérite, par cette raison même,
la plus grande et la plus sérieuse consi-
dération.

Comment se fait-il, dira-t-on, que le fluide devienne le véhicule des affections physiques et morales du magnétiseur? Comment les végétaux, un très - grand nombre d'êtres inorganiques, entr'autres le verre, plusieurs métaux, et sur-tout l'eau, s'imprégnent - ils de cette vertu magnétique dont les somnambules lucides ont généralement spécifié avec exactitude, et presque tous sans variation, les effets si extraordinaires et si surprenans, effets que notre expérience journalière nous met souvent à même de constater? Pour lier le principe avec les conséquences qui s'en déduisent, il faudrait, je l'avoue, remonter à des idées empruntées d'une métaphysique transcendante, et dont le génie de Leibnitz, et de plusieurs autres philosophes célèbres, a développé l'enchaînement d'une manière si satisfaisante; il faudrait, à plusieurs égards, renoncer aux documens exclusifs de cette philosophie toute matérielle, toute expérimentale, comme on le répète si souvent, et qu'on a tant préconisée dans le dernier siècle. Mais je dois m'abstenir ici de discussions métaphysiques qui paraîtraient au moins déplacées.

Aussi, pour éviter de nous perdre dans la vague des systèmes, devant nous borner simplement dans l'application des phénomènes magnétiques, à ce qu'ils nous offrent de sensible, de matériel, nous dirons, dans un sens qui ne dépasse point les limites du monde phénoménique, qu'ils dépendent d'une modification spéciale de mouvement. Les végétaux, les êtres inorganiques reçoivent, conservent plus ou moins long-temps, et transmettent telle qu'ils l'ont reçue, cette modification de mouvement; ils nous présentent alors, et à certains égards, un phénomène du même ordre que celui d'un miroir ou d'un écho.

Cette modification de mouvement que nous désignons, chez l'homme, sous le nom de *magnétique*, se transmet d'individu à individu. Dans beaucoup de circonstances, elle tient, d'une part, à des dispositions particulières et organiques de l'individu qui la produit; de l'autre, à des circonstances déterminées d'excitabilité vitale chez l'individu qui la reçoit. Mais aussi elle peut quelquefois avoir lieu sans l'action déterminante du magnétiseur; ce qui le prouve, c'est que le baquet, les arbres magnétisés, la chaîne, l'action magnétique même exercée isolément sur un individu, produisent souvent des effets sur des personnes qui n'étaient certainement point magnétisées *intentionnellement*, mais se trouvaient simplement dans la sphère d'activité des influences magnétiques.

Relativement à l'influence magnétique que le baquet peut exercer sur des personnes d'une plus ou moins grande susceptibilité nerveuse, je citerai le fait suivant. Je me trouvais, pour le moment, seul, un jour de l'été de 1788, après cinq heures, dans la salle du traitement public de Strasbourg. Un officier de la garnison

de cette ville se présenta pour voir la salle.
Il m'adressa plusieurs questions sur le magnétisme et le baquet. Lui ayant expliqué la manière dont les malades se plaçaient ordinairement autour de ce baquet, il voulut essayer s'il en ressentirait quelques effets. Je l'y laissai, et retournai dans une chambre voisine, où j'étais occupé. Au bout d'un demi-quart d'heure, j'entends quelques plaintes, quelques soupirs; je rentre de suite dans la salle. Cet officier éprouvait un mal être général, et était prêt à perdre connaissance; je l'éloignai sur le champ du baquet, et je le magnétisai pour le calmer. Je le rencontrai quelques jours après, et il me dit que cet effet, qui le surprenait beaucoup, n'avait eu aucune suite fâcheuse.

Aux différens exemples d'une influence magnétique non intentionnelle, et dont il serait si facile de fournir tant de preuves, on doit joindre encore ceux de ce magnétisme animal *instinctif*, selon l'expression de M. le marquis de Puységur. Le fait

(18)

suivant, qu'il cite, est du plus grand intérêt (1). Il prouve que l'instinctive émotion
de l'amour naturel peut quelquefois dé-
velopper, dans toute son énergie, la puissance magnétique, sans être préparée par
aucune réflexion ni résolution préliminaires.

« Madame de Li***, qui n'avait jamais
entendu parler de Mesmer ni de sa doctrine, avait un de ses enfans au berceau,
malade de la petite vérole, et ne l'avait
pas quitté depuis l'éruption de cette cruelle
maladie. Obligée de sortir pour une af-
faire importante, elle saisit, pour s'absenter, le moment où son enfant vient de
s'endormir ; mais quelle est sa surprise et
son effroi, lorsqu'en rentrant chez elle, elle
voit tous ses gens en larmes. Le médecin
qu'on avait appelé, lui dit - on, n'était
point encore arrivé. Elle s'informe : ses

____

(1) Voyez *Recherches sur le somnambulisme,*
etc., p. 67 et suiv. Paris, J. G. DENTU, 1811.

femmes lui disent que l'enfant, qu'elle
avait laissé si paisiblement endormi, s'é-
tait réveillé presque aussitôt après son
départ, et qu'après avoir crié et s'être
plaint quelques minutes, les boutons de
sa petite vérole s'étaient tellement éteints
et aplatis, qu'on ne pouvait lui dissimuler
le danger dans lequel il était. Sans répondre un seul mot, sans proférer même
une seule plainte, et n'écoutant plus que
le maternel sentiment qui l'embrase, madame de Li*** se précipite sur son enfant,
l'enlève de son berceau, et dans le trans-
port de son désespoir, elle le met à terre,
le couvre de son corps et de ses vêtemens,
et reste ainsi sur lui l'espace d'une demi-
heure, dans une espèce d'extase, et comme
anéantie dans les profondeurs de la plus
sombre méditation. Pendant ce temps,
n'écoutant, ou plutôt n'entendant rien
autour d'elle, aucunes forces humaines
n'eussent été capables de l'enlever de la
place où l'attraction de son instinct la te-
nait magnétiquement attachée, lorsqu'en-

fin les cris de son enfant lui rappellent son existence, la retirent de sa stupeur. Elle le lève, le découvre ; il respirait à l'aise, ses yeux s'étaient ranimés. Dès ce moment, la maladie reprit son cours, et l'enfant recouvra bientôt la santé. »

. Quelques lecteurs se souviendront aussi, sans doute, du fait de ce seigneur anglais qui, dans une circonstance analogue, et par un magnétisme également *instinctif,* rappelle à la vie une épouse adorée, que l'on croyait morte depuis quelque temps.

. Sans être toujours intentionnelles, les influences magnétiques n'en sont donc pas moins réelles, et n'en produisent pas moins très-souvent des effets sensibles. Le mode de contagion de certaines affections nerveuses s'y rapporte essentiellement. On connaît le fait cité par MM. les commissaires (Rapport, pag. 69). « Une jeune fille, nous disent-ils, se trouva mal dans l'église, le jour de la cérémonie de la première communion, faite à la paroisse

Saint-Roch, et eut des convulsions. Cette affection se propagea avec une telle rapidité, que, dans l'espace d'une demi-heure, cinquante ou soixante jeunes filles tombèrent dans les mêmes convulsions. » On connaît également l'exemple des filles milésiennes dont parle Plutarque, celui de l'hôpital de Harlem, cité par Boerhaave, et beaucoup d'autres du même genre.

Il est hors de doute, et même suffisamment prouvé, que plusieurs affections et maladies nerveuses sont plus ou moins promptement contagieuses, quoiqu'elles le soient par un genre de communication qui leur est particulier. Ne pouvant point spécifier le mode de cette contagion, on s'est contenté de dire qu'elles le sont par *imitation*, expression, comme tant d'autres, dont la définition est purement nominale, qui sert de voile à notre ignorance, et par laquelle on désigne un phénomène physiologique dont on ne saurait assigner la cause première. On en rattache alors les effets plus ou moins extraordinaires à cette propriété vitale qui nous dispose, et nous porte même, quelquefois malgré nous, aux mouvemens imitatifs. Il s'est présenté, dans la pratique du magnétisme, des phénomènes de cette nature, mais ils sont très-rares. M. le comte de Lutzelbourg en cite un exemple fort curieux, et dont j'ai été témoin.

L'influence nerveuse qui se manifeste dans tous les effets dont on attribue si gratuitement la cause à l'*imitation*, mais par une fausse induction, est bien réellement, comme je le dirai tout à l'heure, *magnétique*, quoiqu'elle ne soit certainement pas toujours intentionnelle. Prise dans une acception générale, l'influence nerveuse, magnétique, est l'effet d'un agent qui peut, dans certaines circonstances, produire seul, et indépendamment de toute action de la part d'un magnétiseur, des phénomènes analogues à ceux que présente la pratique du magnétisme. Il ne saurait s'élever aucun

doute à cet égard. Mais aussi le magnétiseur peut exercer sur cet agent, et exerce
toujours, quand il le veut, une action qui
devient alors vraiment intentionnelle.

Ainsi, dans tous les phénomènes qui
dépendent de ces influences nerveuses,
sous quelque forme qu'elles se présentent,
nous sommes forcés de distinguer les influences magnétiques intentionnelles, de
celles qui ne le sont réellement pas. C'est
faute d'avoir admis cette importante distinction, qu'on cherchait à rapprocher les
phénomènes singuliers qu'ont offert les
convulsionnaires, de tous ceux que nous
présentent les somnambules, soit magnétiques, soit spontanés, ou que nous observons dans certaines affections nerveuses. On les a très-mal à propos con-
fondus et identifiés les uns avec les autres.
Quelques antagonistes du magnétisme se
sont même flattés, à l'aide de ce rapprochement, de pouvoir traiter de chimériques, d'illusoires, toutes les prétentions
des magnétiseurs. Ils ont été plus loin

encore; ils ont voulu faire craindre que la pratique du magnétisme ne renouvelât les scènes scandaleuses des convulsion-naires. Nous aurons occasion de revenir sur cet objet.

Parmi les différentes causes qui peuvent contribuer à la production des phé-nomènes qui résultent d'un *magnétisme intentionnel*, les magnétiseurs, a-t-on dit, et répète-t-on encore de nos jours, doivent, à certains égards, placer l'*imagination*; mais avant d'aller plus loin, expliquons-nous sur ce qu'il faut entendre par *imagination*. « L'imagination, dit M. Bergasse (1), considérée dans ses effets physiques, est une faculté qui modifie notre organisation; elle la modifie de manière à lui faire éprouver, en l'absence des objets, des impressions semblables à celles qu'on doit à leur présence, ou, en la présence des objets, des impressions ou plus fortes ou plus faibles que celles que les

____

(1) *Considérations sur le magnétisme animal.*

objets peuvent naturellement produire. »

L'imagination se mêle plus ou moins, mais presque toujours aux diverses sensations que nous éprouvons. Nos sensations sont rarement simples, c'est-à-dire qu'à la sensation qu'un objet produit, se mêle, très - ordinairement, le souvenir d'une sensation antérieurement éprouvée. Un danger rappelle un autre danger, un plaisir, un autre plaisir. Le souvenir de la peine autrefois ressentie, rend ou plus vive ou plus supportable la peine dont nous sentons actuellement les atteintes. Nous comparons sans cesse, et par un jugement très-rapide, ce que nous sommes à ce que nous fûmes ; et il n'est presque aucune des impressions que nous recevons, qui ne se trouve ainsi modifiée en plus ou en moins, par les impressions que nous avons reçues.

L'imagination ne peut exister sans la mémoire, c'est-à-dire sans cette faculté qui lie le passé au présent, qui constitue le *moi* de chaque être, et qui fait que les

instans de la durée se succèdent et s'en-
chaînent pour composer une seule vie.
L'imagination n'est cependant pas la mémoire; la mémoire rappelle les sensations,
les idées passées : l'imagination les ajoute
aux sensations, aux idées présentes, pour
en augmenter ou en diminuer l'intensité.

D'après ce qui précède, j'avoue qu'il
y a des circonstances dans lesquelles, à
raison d'une plus ou moins grande susceptibilité nerveuse, l'ame se trouve comme
exaltée dans l'exercice des différentes fonctions intellectuelles. Alors elle s'occupe,
pour ainsi dire, exclusivement des idées,
des sensations qui l'affectent présente-
ment, ou qui l'ont précédemment affec-
tée. Cette idée, cette sensation, sont quelquefois si vives, qu'elles prédominent sur
toutes les autres, et les absorbent en quelque sorte. L'ame en rappelle, en rapproche
toutes les circonstances, se les représente
comme réellement et actuellement exis-
tantes. De là naissent, comme il y en a
plusieurs exemples, ces aberrations de

jugement qui nous font même quelquefois éprouver des douleurs aiguës dans un
membre amputé depuis quelque temps.

L'imagination devient souvent une
cause vraiment perturbatrice; elle nous
force d'unir entr'elles des idées qui n'ont
point une convenance directe, mais simplement relative. Nos jugemens interver-
tissant l'ordre accoutumé, l'association
rationnelle de nos idées deviennent dès-
lors illusoires. C'est ce qui fait que, dans
ces circonstances, nous nous livrons, et
souvent sans aucune espèce de fondement,
à des sentimens plus ou moins prononcés de désir ou d'aversion, d'espérance
ou de crainte. Les mouvemens qui en
sont l'effet peuvent être réels, coordonnés
aux lois de l'association de nos idées; mais
les motifs qui les déterminent n'ont le plus
souvent qu'une existence chimérique.

Selon la direction qu'elle est susceptible de prendre, l'imagination tient du
génie ou de la *folie*. Nous devons au génie la découverte des lois, des idées, ou

des beautés nouvelles dans les sciences, dans les arts et dans les lettres. La folie nous offre l'humiliant tableau des travers de notre esprit, des illusions de l'amour-propre, et des dangereux excès de nos passions.

Pour mieux apprécier plusieurs écarts d'une imagination exaltée, on pourrait dire que l'ame s'égare alors, non pas toujours relativement à la sensation éprouvée, à la réalité du phénomène produit, mais bien par rapport à l'intensité du phénomène, et même aussi quelquefois relativement à la cause dont elle le fait dépendre. A l'époque où le magnétisme fut soumis à l'examen des commissaires, il n'était encore que très-imparfaitement connu. On ne leur avait point dit que la volonté seule du magnétiseur peut rendre les influences magnétiques intentionnelles et en régulariser les effets. On ne leur avait pas dit que les procédés ne sont qu'un accessoire le plus souvent utile, mais dont on peut aussi quelquefois se passer. Les influences magnétiques, d'après les principes dont on leur avait présenté un exposé très-succinct et même incomplet, ne devaient être, pour eux, qu'un nouveau point de doctrine physique ou chimique; ils ne pouvaient guère l'envisager sous le rapport physiologique qui en forme le caractère distinctif, ou mieux *physiastique,* selon l'expression de quelques magnétiseurs, c'est-à-dire comme tenant aux lois de la physique et de la psycologie.

Les commissaires se sont trompés en croyant pouvoir toujours s'assurer de la réalité de la puissance magnétique par des effets produits instantanément. Ils n'ont certainement point assez multiplié leurs expériences; ils ne leur ont point assez donné de suite, sur-tout chez les mêmes individus. Cependant ils avouent avoir observé plusieurs faits positifs; et ces faits positifs auraient dû contrebalancer au moins, dans leur esprit, quelques faits négatifs dont ils ont déduit des conséquences défavorables au magnétisme. Il eût été digne de leur sagesse d'ajourner tout jugement définitif, et de suivre, à cet égard, l'honorable exemple que leur donnait un de leurs collègues(1). Mais il en fut autrement. « *Attouchement, imagination, imitation,* telles sont, nous disent-ils, les vraies causes des effets attribués à cet agent nouveau, connu sous le nom de *magnétisme animal,* à ce fluide que l'on dit circuler dans le corps, et se communiquer d'individu à individu. L'imagination est la principale de ces trois causes; la pression et l'attouchement lui servent de préparations. »

Cette décision donna lieu, dans le temps, à des réclamations très-justes et très-fondées, et qui furent rendues publiques par la voie de l'impression; il est peut-être encore nécessaire aujourd'hui d'avoir recours à ces divers écrits, parmi lesquels se distingue l'excellente analyse des rap-

____

(1) M. de Jussieu.

ports des commissaires, par M. Bonnefoy, membre du Collége royal de chirurgie de Lyon, en 1784. Les personnes qui veulent mettre dans l'examen du magnétisme toute l'impartialité qu'exige cette importante découverte, trouveront dans l'ouvrage de M. Bonnefoy, les preuves suffisantes pour apprécier ce qu'il y a de faux, de contradictoire et d'infidèle dans plusieurs assertions des commissaires.

La pratique du magnétisme offre actuellement une foule de faits d'un ordre bien différent de ceux examinés et jugés par les commissaires; il n'est plus possible aujourd'hui de nier ces faits, et, à plus forte raison, de les attribuer à l'imagination. Ceux qui s'égaient encore aux dépens du magnétisme, ceux qui en font le sujet de leurs diatribes et de leurs sarcasmes, sont même forcés d'en convenir. Tout en cherchant à jeter du ridicule sur le magnétisme et les magnétiseurs, M. H*** s'est trouvé lui-même contraint d'en faire l'aveu.

« J'ai soutenu, nous dit-il (*Journal des Débats*, 24 juin 1816), qu'il y avait des effets réels dans ce qu'on nomme improprement *magnétisme animal*. J'ai vu de ces effets qui n'ont pu être simulés, sur lesquels je n'ai pu me tromper; ils ont commencé à se manifester dans l'opération magnétique, et ils ont cessé à la volonté du magnétiseur. Vainement les savans ont dit que ces effets étaient dans l'imagination. Je leur demanderai toujours pourquoi cette imagination ne les fait naître que quand on magnétise, et pourquoi ce sommeil, d'une nature si singulière, survient-il et cesse-t-il avec la pratique du magnétisme ? Les incrédules ne font que reculer la difficulté, en alléguant la puissance de l'imagination; car il importe peu que le magnétisme agisse immédiatement sur les organes, ou qu'il se serve d'un intermédiaire; il est toujours la première cause des effets, si cet intermédiaire lui est soumis. Tout ce que nous savons, nous le devons à notre mémoire;

mais si l'on ne nous avait rien appris,
notre mémoire ne nous dirait rien. Il faut
donc que les docteurs anti-magnétiques
me démontrent que l'imagination produit
absolument les mêmes effets sans le secours du magnétisme, et alors je con-
viendrai avec eux qu'il n'y a rien dans
cette doctrine ni dans cette pratique;
rien, absolument, ajoute-t-il, car on ne
me persuadera jamais que le magnétisme
puisse être un moyen curatif, etc., etc. »

La dénégation de tout effet curatif
opéré par le magnétisme est aujourd'hui
le seul et dernier retranchement de nos
antagonistes. La multiplicité des preuves
acquises sur la réalité des phénomènes du
magnétisme les prive de tout autre moyen
d'attaque. On veut bien, ou, pour mieux
dire, on ne peut plus s'y refuser, admettre,
en grande partie, ce qu'il y a de physiologique dans la doctrine des influences;
on avoue qu'un individu malade nous
communique souvent sa maladie, mais

on s'obstine à nier qu'un homme sain
puisse communiquer, et communique en
effet quelquefois sa santé. Je renvoie tous
les détails de cette importante discussion
à la troisième section de cet ouvrage.

On a pu voir, par tout ce qui précède,
que j'ai tâché de ramener la doctrine du
magnétisme au fait physiologique des influences intentionnelles et non-intention-
nelles; mais je n'ai pas eu la prétention
d'assigner la cause première du phénomène, ni même de l'expliquer. L'influence
physique et la volonté ne sont elles-mêmes,
à plusieurs égards, que des causes secondaires et occasionnelles. Il en est de la
cause première du magnétisme comme
de toutes celles qui produisent les merveilles de l'univers : cette cause, comme
le principe dont dépendent les forces d'attraction, d'affinité, agit sans doute d'a-
près les lois déterminées. Elle produit, et
même avec une certaine régularité, des
phénomènes dont nous avons déjà pu
saisir quelques rapports essentiels et très-

importans. Cela, pour le moment, doit
nous suffire; car, passé la connaissance
des faits positifs plus ou moins utiles,
au-delà de certaines limites, toutes les
prétentions du savoir ne sont le plus souvent que hasardées et chimériques.

Après s'être trop long-temps livré à
tous les écarts de l'imagination, l'esprit,
fatigué des systèmes, cherche enfin à se
reposer, à s'isoler de toute hypothèse; il
se contente alors d'étudier *les rapports
des propriétés comme causes, avec les phénomènes comme effets.* Cette marche simple, régulière et méthodique, conduit plus
sûrement à des résultats utiles. Bichat,
et tous les physiologistes de son école,
sentirent la nécessité d'épurer les principes, en renonçant à toutes les illusions
du savoir; leur but fut de fonder la doctrine physiologique sur des bases plus certaines, plus solides, sur des propriétés
toujours accessibles à nos sens.

Les phénomènes de la vie *organique*
ou intérieure, ceux de la vie *animale* ou

extérieure, furent tous ramenés aux propriétés vitales de sensibilité et de contractilité; ces deux propriétés n'étant elles-
mêmes que des modifications de l'excitabilité. L'excitabilité doit donc être regardé
comme le phénomène physiologique fondamental, dont l'augmentation, la dimi-
nution, l'aberration, l'extinction même,
produisent, pendant la durée de notre
existence, toutes les variations d'activité
vitale qui se manifestent dans les diverses
parties de l'organisme.

Cet aperçu, en simplifiant la classification, régularise et facilite la méthode
d'instruction. La physiologie vient alors
*se ranger, sous plusieurs rapports, parmi
les sciences exactes.* Dans l'étude des
phénomènes du magnétisme, j'ai préféré
suivre une marche analogue, les isoler
de tout système, et les ramener aux faits
primitifs qui dépendent des influences réciproques. L'influence réciproque qu'exer-
cent, les uns sur les autres, tous les êtres organisés, me paraît donc devoir être la base

(37)

physiologique de la doctrine magnétique.

Pour l'animal, cette influence peut quelquefois devenir intentionnelle ; nous en avons plusieurs exemples. L'homme seul, par sa volonté, ajoute à ces deux circonstances un caractère de moralité qui en augmente l'énergie, et peut en rendre les effets salutaires et même curatifs. Je dis les effets *salutaires,* car la volonté magnétique de l'homme, quelque énergique qu'on la suppose, ne pourrait faire le mal avec la même puissance qu'elle produit si souvent le bien. Dans l'état de haine, selon l'expression de M. Azaïs, on ne magnétise pas.

Cette résistance et physique et morale, en un mot, cette antipathie naturelle, d'instinct si l'on veut, repousserait, et même à notre insu, l'influence du méchant ; le rapport magnétique ne pourrait s'établir, le somnambulisme n'aurait jamais lieu ; notre volonté resterait libre, et, jouissant de tout son pouvoir, elle ne saurait dèslors se trouver sous la dépendance de celle d'un magnétiseur dont les intentions ne seraient point dirigées vers notre bien. Toute la puissance magnétique, s'il est permis de s'exprimer ainsi, est fondée sur une harmonie de rapports physiques et de volonté.

Ce ne serait point, sans s'exposer à une foule de contradictions, que l'on voudrait isoler, séparer de la doctrine du magnétisme les phénomènes intentionnels des phénomènes qui ne le sont point, mais qui s'y rapportent d'une manière plus ou moins directe. Les faits pathologiques observés dans les différentes anomalies nerveuses, et dont la nature, livrée à elle-même, nous fournit beaucoup d'exemples, ont souvent une analogie frappante avec ceux que nous offre si souvent la pratique du magnétisme (1); mais les phénomènes

(1) Voyez le *Mémoire sur la maladie et la guérison de mademoiselle le F****, adressé à la Société des sciences physiques et médicales d'Orléans, par M. Guéritaut, pharmacien; Bulletin de cette Société, t. iii, p. 159 (1812).—*Histoire*

de ces anomalies nerveuses ne se manifestent, le plus souvent, qu'avec irrégularité,
et même dans une sorte de désordre; au
lieu que les phénomènes vraiment magnétiques sont produits, sous certaines
conditions, par une action physique et intentionnelle qu'exerce à sa volonté le magnétiseur, et dont il peut même régulariser
les effets. La volonté seule différencie donc
les phénomènes magnétiques intentionnels de ceux qui ne le sont pas.

« La science du magnétisme, dit M. Deleuze, se compose de toutes les connaissances acquises jusqu'à ce jour sur les
phénomènes qu'il présente, sur les moyens
d'en diriger l'action, et sur les précautions
à prendre pour que l'emploi en soit salutaire. »

____

de la guérison d'une jeune personne, etc., traduit de l'allemand de M. le baron de Strombeck.
Paris, 1814. — *Observations et notes sur des
maladies nerveuses extraordinaires et rares*,
par M. Delpit, D. M.; *Bibliothèque médicale*,
t. LVI, p. 308.

CHAPITRE II.

Des effets magnétiques.

Plus on réfléchit sur les lois de l'économie animale, plus on se trouve forcé de revenir sans cesse à l'idée d'une circulation de mouvement vital, établie dans tous les corps organisés, d'après les propriétés connues de l'excitabilité organique. Mais quelle que soit la cause dont on fasse dépendre ce phénomène fondamental, il détermine nécessairement des influences réciproques entre tous les êtres co-existans.

L'homme seul, sans être entièrement soustrait à ses lois, n'y obéit pas toujours d'une manière aussi rigoureuse que tous les autres êtres organisés; et tandis que, pour eux, la sphère de leur activité vitale est plus ou moins bornée, nous voyons

sans cesse l'homme déranger, par ses mouvemens désordonnés, l'équilibre universel.

L'influence qu'il peut exercer sur ses
semblables dépend donc, d'une part, des
qualités physiques propres à son organisation, et, de l'autre, des modifications
que produit une énergie de volonté si souvent capable d'augmenter ou diminuer
leurs effets, ou d'en régler enfin la direction morale. Mais l'influence que l'homme
exerce ou peut exercer sur tout ce qui
l'entoure, n'est pas non plus abandonnée
à tout l'arbitraire de sa force et de sa puissance. Son pouvoir a des bornes, et il se
trouve plus spécialement limité par celui
même de tous ceux qui leur ressemblent.
Un rapport physique d'organisation, un
rapprochement et une ressemblance d'intentions morales, en développant en lui
le principe de ces influences salutaires,
leur donnent alors toute l'énergie dont
elles sont susceptibles.

L'homme souffre, l'homme est mal-
heureux; triste et affligeante vérité! Mais

c'est dans sa sensibilité à la vue des maux
de ses semblables, c'est dans le chagrin
qu'il éprouve par la perte de ses amis,
que nous voyons se manifester en lui des
facultés bien supérieures à celles du reste
des êtres animés. Oui, le sentiment de la
pitié est le don le plus précieux qu'ait pu
nous faire l'auteur de la nature. Ce sentiment resserre les liens de toutes nos re-
lations sociales; il ne permet point aux
ames sensibles de soutenir, d'un œil in-
différent, le spectacle affligeant d'un être
souffrant, ni d'entendre de sang-froid le
détail animé des douleurs d'autrui.

Si l'homme ne répand que trop souvent le sang de ses semblables, c'est la
main de l'homme qui vient étancher le
sang de ces blessures. Les cœurs géné-
reux et compatissans y versent sans cesse
le baume consolateur d'une pitié bienfai-
sante. Loin de chercher à étouffer cette
sensibilité si désirable, que l'homme se
livre à ses plus douces impulsions! Le
pouvoir qu'il a de renforcer en lui-même

le principe vital, et réparer par son action celui de ses semblables, lui prépare et lui promet les jouissances les plus pures.

Dans tous les rapports physiologiques qui unissent entr'elles les diverses parties de l'organisme, on y retrouve les lois de la physique et de la chimie; et dans ce sens, on a pu dire très-judicieusement : l'homme, ainsi que tous les êtres de la nature, saturé à sa manière du fluide universel, peut être considéré comme une machine électrique animale la plus parfaite qui existe. L'analogie entre certains effets du magnétisme et ceux de l'électricité, est frappante; et toutes les personnes qui se sont occupées de la pratique du magnétisme, n'ont pas été long-temps sans observer que la plupart des phénomènes qu'il présente ont, avec les lois et les effets connus de l'électricité, des rapprochemens très-marqués. L'accumulation du fluide magnétique dans certains corps, son isolement, les procédés connus pour rétablir l'équilibre, se constatent et se vérifient toujours plus ou moins exactement, quoiqu'avec des modifications particulières, dans le cours d'un traitement suivi.

D'après ces principes, on conçoit facilement pourquoi généralement on ne produit aucun effet en magnétisant une personne qui jouit d'une bonne santé; toutes les parties sont alors en harmonie, et l'action du fluide magnétique ne devient ordinairement sensible qu'autant qu'il fait effort pour rétablir l'équilibre. Dans un état contraire, lorsque l'équilibre est rompu, l'harmonie troublée, lorsqu'il y a maladie, quelquefois même si l'individu magnétisé n'est que faible ou souffrant, après avoir convenablement établi le rapport, on observe une série de phénomènes dont nous devons nous occuper.

Dans les premières séances, le magnétisme à grands courans m'a toujours paru le plus sûr et le plus utile. Il est convenable, et quelquefois même il devient indispensable que le magnétiseur et le magnétisé se trouvent isolés du contact de toute autre personne. Je dis simplement du *contact,* car, sous aucun prétexte, la présence des témoins que réclament la décence et les convenances sociales, surtout à l'égard des personnes du sexe, ne doit jamais être éludée. Mais la prudence du magnétiseur, selon les circonstances, les localités, doit toujours en restreindre le nombre.

Il est à désirer que la personne que l'on magnétise parle peu, et même garde le silence, pour ne point distraire le magnétiseur de ce recueillement, presque religieux, qu'exige la pratique du magnétisme. Pour bien faire, on doit penser à ce que l'on fait; aussi, de la part du magnétiseur, faut-il une attention soutenue, une concentration d'idées qui le reporte sans cesse vers l'importance de cette mission que la Providence lui a permis de remplir sur la terre, en lui donnant le pouvoir d'adoucir, et même de guérir les maux de ses semblables. Pour agir avec toute l'énergie

de volonté dont il est susceptible, le magnétiseur ne doit, pendant les séances,
s'occuper exclusivement que de son malade.

En observant ces préceptes, le malade
éprouvera souvent, au bout d'un quart-
d'heure, quelques effets du magnétisme,
rarement du froid, mais le plus ordinairement une douce chaleur qui se répand
dans toutes les parties de son corps. Une
remarque bien importante, relativement
à cette augmentation de chaleur que res-
sentent quelquefois les malades par suite
des manipulations magnétiques, c'est
qu'elle ne dépasse jamais les limites de
celle dont l'organisation animale est susceptible. Elle peut aller jusqu'au degré
qui détermine la sueur. Cette chaleur est
douce, agréable; elle n'a point un caractère fébrile; elle n'est jamais mordicante,
comme on le remarque dans quelques
fièvres nerveuses.

Quelquefois les yeux s'appesantissent,
les paupières se collent, le sommeil sur-

vient ; et dans quelques circonstances,
plus rares à la vérité, il tombe, dès la
première séance, dans le somnambulisme
magnétique ; j'en ai recueilli moi-même
quelques exemples dans ma pratique.
Aujourd'hui, dans les traitemens magnétiques, on ne voit plus ces convulsions
qui avaient si justement alarmé dans le
temps les commissaires, et sollicité toute
la sévérité de leur censure à cet égard ; si
elles se présentent encore, mais bien rarement, elles sont le plus souvent prévues et annoncées par le somnambule
comme crises de sa maladie, et propres
à seconder le travail de la nature, en accé-
lérant le terme de la guérison. Si les crises
convulsives sont devenues très-rares dans
la pratique du magnétisme, cela tient à
ce que l'on ne souffre plus que le malade,
sur-tout lorsqu'il est somnambule, soit
touché par une autre personne sans qu'il
le permette, et sans qu'on ait préalable-
ment établi le rapport.

Le collement des paupières dont je

viens de parler est un phénomène vraiment magnétique, et qu'il n'est guère possible d'attribuer à l'*imagination*. Les ouvrages de médecine n'offrent, à ma connaissance, aucun fait du même genre; et comme il n'a lieu le plus souvent qu'en demi-crise, on peut se rendre facilement compte à soi-même de sa nature et des effets qui l'accompagnent. Magnétisé par M. le comte de Lutzelbourg, j'ai eu moi-même, à raison de la faiblesse de mes yeux, quelquefois les paupières collées, et il m'était impossible de les ouvrir. C'était le seul phénomène magnétique prononcé que j'éprouvasse; mais j'ai observé que si j'opposais une résistance de volonté bien déterminée, le collement des paupières n'avait pas souvent lieu.

Je me permettrai de citer, au sujet du collement des paupières, une observation qui m'est également personnelle. M. D***, lié avec ma famille, âgé d'une trentaine d'années, d'une constitution en apparence très-robuste, quoique myope, assistait aux crises somnambuliques d'une jeune personne de sa société. Après la séance, M. D*** voulut absolument que je le magnétisasse, dans l'intention de s'assurer, par lui-même, s'il éprouverait quelques effets. Je ne crus pas devoir m'y refuser. Au bout de quelques minutes les yeux se ferment, les paupières se collent, et il lui est impossible de les ouvrir. Il se lève avec un mouvement d'impatience, se frotte lui-même les yeux pour les ouvrir, mais sans succès. Son épouse commençait déjà à s'alarmer ; je la rassurai, en lui observant que si j'avais eu le pouvoir de fermer les yeux de M. D***, j'avais celui de les ouvrir. Je fis de suite quelques passes, avec les pouces, sur les paupières de M. D***, en lui disant, avec une volonté bien prononcée : *Ouvrez les yeux*, et il les ouvrit sur le champ. Je n'ai pas eu occasion de magnétiser depuis M. D***.

Ce phénomène, sans doute, comparé à toutes les merveilles que produit le som-

ñambulisme magnétique, est peu de chose;
mais il n'en est pas moins, à raison de
sa fréquence, un moyen de constater la
réalité de la puissance magnétique. Le collement des paupières, quand il ne tient
point à une faiblesse organique de la vue,
annonce toujours une très-grande susceptibilité magnétique, et même une disposition au somnambulisme, comme j'ai été
à même de m'en convaincre chez quelques
malades.

S'il est convenable de chercher les oc-
casions de constater les effets du magnétisme, il ne faut pas, en quelque sorte,
aller trop au-devant des circonstances.
En cédant trop facilement au désir de
ceux qui ne connaissent le magnétisme
que par ce qu'ils en ont entendu dire, ce
qu'ils en ont lu, ou ce que vous leur avez
vous-même raconté, vous ne vous expo-
sez que trop souvent, s'ils ne sont pas
malades ou souffrans, à une nullité d'effets. Le doute, l'incrédulité même rem-
placent alors, dans leur esprit, cette dis-

position à la confiance, qu'il ne faut pas
sans doute provoquer, mais qui, dans les
circonstances actuelles, mérite au moins
d'être ménagée.

Depuis long-temps je me suis constamment refusé, dans les sociétés, à magnétiser, comme on dit, pour essayer. Mais
qu'une personne ait la fièvre, qu'elle soit
souffrante, que la maladie dont elle est
atteinte se manifeste par des symptômes
sensibles; si cette maladie ne me paraît
pas sans ressources, si j'ai été à même
d'en suivre les progrès et d'en calculer les
conséquences, je consentirai volontiers
alors à faire usage du magnétisme. Le
mieux être que la personne éprouve presque toujours, dès la première séance magnétique, devient, pour moi, une nouvelle preuve de mon pouvoir, et, pour
elle, un puissant motif de continuer. Cette
prudence et cette réserve, si souvent re-
commandées aux magnétiseurs, sont d'une
nécessité rigoureuse pour le médecin qui
croit devoir employer le magnétisme.

Evitez toujours de donner le magnétisme en spectacle, et sur-tout d'amuser
les curieux par ce qu'on appelle des *tours
de force*. Il n'en est pas du magnétisme
comme d'une expérience de *fantasma-
gorie*. En supposant que vos intentions
soient louables, soient pures, elles man-
queront indubitablement de produire l'effet que vous en espérez. N'annoncez jamais des prodiges; votre amour-propre
aurait beaucoup à souffrir si vos espérances
se trouvaient déçues. Vous vous expo-
seriez infailliblement aux sarcasmes de
ceux qui regardent encore le magnétisme
comme une folie; ils semblent, pour
ainsi dire, n'y guetter charitablement que
des erreurs et des bévues, mais en ou-
bliant soigneusement les leurs. Promettez
peu et faites beaucoup.

J'avais donné mes soins, comme médecin, à M. V***, dans une colique nerveuse, et qui se trouvait compliquée d'accidens graves. Les moyens employés le
soulagent, font disparaître les symptômes,

mais je le vois, peu de temps après, atteint d'une hydropisie qui fait des progrès
rapides, résiste aux secours de la médecine, et ne me laisse point d'espoir de le
réchapper; je me détermine alors à employer le magnétisme. Dès la première
séance, en plaçant une de mes mains sur
l'épigastre, je produis un effet assez sensible pour inspirer quelque confiance au
malade et me faire concevoir l'espérance
de réussir. Je me crois en droit alors de
soutenir le courage du malade et celui de
sa famille. Je suis avec régularité ce traitement; et, au bout de trente-deux séances
magnétiques, M. V*** se trouve parfaitement rétabli. J'ai communiqué à la Société du magnétisme les détails de cette
cure (1).

La pratique du magnétisme peut, à la
rigueur, s'isoler de tout accessoire; mais,
parmi les accessoires connus des traite-

----

(1) Elle est insérée dans le Ier Numéro de la
Bibliothèque du magnétisme animal; juillet
1817, chez J. G. Dentu.

mens magnétiques, je regarde l'eau magnétisée comme un des plus précieux. Je
l'ai très-souvent employée et avec le plus
grand avantage. J'ai plusieurs fois été
étonné de la quantité d'évacuations alvines que cette eau produisait; sur-tout
chez une malade, pendant plus d'un mois,
de cinq à six selles par jour, et cependant
cette malade en éprouvait un bien-être
très-marqué; elle prenait même, malgré
ces évacuations copieuses, dont la médecine ordinaire eût dû craindre les suites,
un embonpoint qui annonçait le retour
de sa santé. L'eau magnétisée en bains,
en lotions, a souvent produit d'excellens
effets.

J'ai également, dans plusieurs circonstances, fait porter à des malades, d'après
le conseil de somnambules très-lucides,
un verre magnétisé sur le creux de l'estomac. J'emploie de préférence un verre
lenticulaire d'environ un pouce et demi
de diamètre, et d'une convexité assez
forte pour que la scrtissure en écaille ne

puisse pas blesser. Dans le contour de
cette sertissure, dont il faut avoir soin
d'arrondir les angles, on perce un petit
trou ; on y passe un ruban qui, sans la
moindre gêne, tient le verre suspendu au
col comme un médaillon. Magnétisé, ce
verre adhère ordinairement, avec une certaine force, à la peau, et y reste ainsi attaché pendant plusieurs heures de suite (1).
Ce phénomène magnétique s'est répété
plusieurs fois avec le même succès, et il
est encore un de ceux qu'il serait difficile
d'attribuer à l'imagination.

Une somnambule à laquelle je faisais
porter, sur l'estomac, un verre qui souvent y restait attaché dix à douze heures,
m'annonça, dans une de ses crises du
soir, que le verre se détacherait le lendemain, de onze heures à une heure après-
midi ; dans la crise suivante, qui eut lieu
sur les neuf heures du matin, elle me ré-

____

(1) Cette observation n'a été faite encore que
par M. Rouillié. Jusqu'ici on n'en connaissait
aucun exemple. (*Note de l'éditeur.*)

péta la même chose, ajoutant que, du moment où le verre se détacherait, elle souffrirait de l'estomac.

Je me trouvais ce jour-là forcé de m'absenter depuis dix heures jusqu'à deux ou trois heures après-midi. Pendant mon absence, le verre se détacha, ainsi qu'elle l'avait annoncé; et comme cette intéressante somnambule se plaignait d'avoir mal à l'estomac, plusieurs personnes qui assistaient à ses crises, et sa mère même, essayèrent successivement de magnétiser ce verre, en employant les procédés dont ils m'avaient vu faire usage; mais ce fut inutilement : le verre ne put s'attacher.

A mon retour, on m'informa de ce qui s'était passé. Je pris le verre, et après l'avoir essuyé, je le magnétisai pendant quelques secondes; il fut à peine placé sur l'estomac, qu'il s'y attacha comme à l'ordinaire. Je n'ai pas besoin d'ajouter que, selon les personnes et les circonstances, le verre s'attachera avec plus ou moins de force, et plus ou moins long-temps, quelquefois seulement au bout de plusieurs jours. J'ai été à même d'observer personnellement le même phénomène sur trois autres somnambules, et sur plusieurs personnes magnétisées, qui ne tombaient point en somnambulisme. Le verre essuyé, et non magnétisé, ne s'attachait plus.

Il est aussi, dans quelques circonstances, très-utile de joindre aux manipulations magnétiques et à l'eau magnétisée, l'usage d'un petit baquet. Je n'ai point eu occasion de m'en servir dans les traitemens particuliers. Plusieurs magnétiseurs ont souvent remplacé le baquet par des bouteilles de verre, et ils en ont obtenu d'heureux effets.

Quant aux arbres magnétisés, on connaît les effets salutaires qu'ils produisent sur les malades ; cette circulation vitale dont ils sont animés, se trouve renforcée, accélérée par l'influence magnétique qui leur a été communiquée. On observe que leur végétation n'en est que plus vigou-

reuse ; et la plupart des malades en somnambulisme demandent souvent à y être
placés, soit pendant leurs crises, soit lorsqu'ils en sont sortis.

Le traitement à l'arbre, depuis le prin-
temps jusqu'à l'automne, est, à beaucoup
d'égards, le plus avantageux, et celui qui
met le magnétiseur à même de traiter un
plus grand nombre de malades, sans se
fatiguer. Ils peuvent s'y rassembler plus
commodément, s'y charger de fluide ; ce
qui dispense souvent de l'obligation de
les magnétiser aussi fréquemment et aussi
long-temps. On peut lire dans les Mémoires de M. le marquis de Puységur, les
détails de toutes les cures qui se sont
opérées à l'arbre de Busancy (1).

Dans le choix des arbres que l'on se
propose de magnétiser, on doit préférer

____

(1) *Voyez* également le *Rapport des cures
opérées* à Bayonne, à Beaubourg en Brie, etc. ;
les Traitemens de M. le baron Klinglin d'Esser,
de madame de Reich, de M. Kraus, chirurgien
à Blaesheim, près Strasbourg.

ceux dont les filières sont droites et ser-
rées. Tels sont l'orme, le chêne, le frêne
et le tilleul. Le noyer, malgré un préjugé
vulgaire, n'a point été nuisible ; mais il
faut bien se garder de faire toucher à des
somnambules le figuier, l'if, le laurier-
rose, etc.

Les arbres magnétisés exhalent une
odeur plus ou moins sensible aux malades
mêmes non susceptibles de crises somnambuliques. Cette odeur est souvent dé-
pendante des variations de l'atmosphère.
Une partie des effets que produisent les
arbres magnétisés, s'est souvent vérifiée
sous mes yeux au traitement public de
Strasbourg.

La chaîne, dans le cours d'un traitement magnétique, devient souvent un
accessoire infiniment précieux quand elle
est composée de personnes saines, et qui
prennent intérêt au malade. Cette réunion
d'influences physiques, et sur-tout d'intentions morales, dirigées vers le même
but, a toujours produit, de l'aveu de tous

les magnétiseurs, les effets les plus salutaires. C'est souvent un moyen de mettre
la nature à même, chez des personnes
très-sensibles aux influences magnétiques,
d'accélérer les efforts salutaires qui se
préparaient. Chez d'autres, d'après les
diverses sensations qu'elles en éprouvent,
on peut juger du besoin plus ou moins
pressant qu'elles ont de se faire magnétiser.

Les divers procédés magnétiques sont
maintenant assez généralement connus
pour que je ne doive pas m'y arrêter ici.
Observons cependant qu'il devient essentiel, après chaque séance, de *calmer* le
malade, et de rompre pour ainsi dire,
momentanément, le rapport établi; souvent même de lui faire quitter l'apparte-
ment où l'on aurait l'intention de magnétiser une autre personne, principalement
dans le cas où ce malade est susceptible
de tomber en crise somnambulique. J'ai
eu plusieurs fois occasion de me convaincre de toute l'importance de ce pré-

cepte, et j'ai vu divers accidens résulter de l'oubli de cette dernière précaution.

Un de mes malades ne pouvait pas boire de l'eau magnétisée sans entrer sur le champ en somnambulisme ; j'étais en outre forcé d'éloigner soigneusement, ou même d'emporter tous les effets qui m'appartenaient, et qui auraient pu lui tomber sous la main. Un très-grand nombre de faits du même genre se trouvent consignés dans les divers ouvrages publiés sur le magnétisme, et viennent à l'appui de cette observation. Ce n'est pas la pratique du magnétisme qui présente en elle-même de grandes difficultés; mais la connaissance des préceptes que l'expérience a confirmés, peut seule en rendre l'emploi utile et salutaire, prévenir des abus, et garantir des inconvéniens auxquels l'inexpérience n'exposerait que trop souvent. La science du magnétisme a ses lois; il faut les étudier, les connaître, et s'y astreindre plus ou moins rigoureusement.

Le contact immédiat est en général,

chez tous les malades, nécessaire dans les premières séances, pour que le rapport s'établisse plus promptement, et d'une manière plus exacte ; chez un grand nombre de somnambules, il est souvent indispensable. Cependant, dans quelques circonstances, il suffisait par la suite de magnétiser *à distance*. Consultez, à cet égard, les ouvrages déjà cités. M. le marquis de Puységur nous a donné, dans la relation du traitement du jeune Hébert, des renseignemens infiniment précieux sur la nécessité de ne magnétiser quelquefois qu'à distance. Toutes les fois que cet enfant avait des accès de folie, il ne fallait ni lui parler ni le toucher. En plaçant simplement la main à plat au-dessus de la tête, ou devant les yeux, il entrait sur le champ en somnambulisme.

Peut-on se magnétiser soi-même ? C'est une question que j'ai souvent entendu faire, et qu'il n'est pas difficile de résoudre. Nul doute que, dans une légère affection locale, si elle est accompagnée de douleur, l'influence magnétique de toutes les autres parties de l'organisme ne puisse alors produire un bon effet, et sur-tout devenir curative. La douleur assez vive que fait éprouver, pour le moment, une contusion plus ou moins forte, disparaît quelquefois, et même promptement, à l'aide de légères frictions qu'exerce la main qu'on y porte, pour ainsi dire, machinalement. Plusieurs somnambules se sont, dans certaines circonstances, magnétisés eux-mêmes, et de préférence pendant leurs crises ; généralement ils conseillent, si l'on est faible ou souffrant, de se mettre à l'arbre ou au baquet, et d'exercer ensuite sur soi, pendant un certain temps, les procédés magnétiques avec cette énergie de volonté qui en augmente toujours les influences. Le mieux néanmoins est, quand on traite un certain nombre de malades, de se faire magnétiser soi-même; et j'ai vu quelques somnambules le conseiller à leurs magnétiseurs.

Dans le cas d'une douleur locale, j'ai essayé quelquefois de me magnétiser. Je plaçais ma main à plat sur la partie souffrante, et, de l'autre, je faisais de légères passes ; je ressentais bientôt dans la main immobile une chaleur très-sensible ; la partie souffrante s'échauffait ; une douce moiteur allégeait momentanément le mal, et le faisait même quelquefois tout à fait disparaître. Plusieurs magnétiseurs m'ont rapporté des faits analogues ; mais je n'ai à citer aucun exemple qui prouve qu'on puisse obtenir, en se magnétisant soi-même, des effets décidément curatifs, sur tout dans des cas graves où la nature a besoin d'un nouveau ton de mouvement, d'une nouvelle impulsion, qu'un individu plus fort et plus sain est seul capable de communiquer.

CHAPITRE III.

Des frictions.

Le magnétisme, loin d'être, comme on l'avait dit dans le temps, et comme on le répète encore de nos jours, une vieille erreur, est au contraire une des plus anciennes vérités. Sa doctrine et sa pratique se lient à des faits nombreux plus ou moins anciennement connus qui en dépendent, et qui se sont transmis jusqu'à nous dans la succession des siècles. Les recherches de Thouret ont véritablement éclairci quelques points de cette importante discussion. Elles ont montré les sources où plusieurs principes fondamentaux de la doctrine magnétique ont été puisés ; mais elles ne doivent, pour cela, diminuer en rien la juste reconnaissance qui est due à Mesmer.

Nul doute que les Egyptiens, les Chi -
nois, les Indiens et plusieurs peuples de
l'antiquité, du moins à en juger par quelques-uns de leurs usages, plusieurs pratiques assez singulières, et divers monu-
mens conservés jusqu'à nous, n'aient eu
une connaissance plus ou moins étendue
du magnétisme, et ne l'aient appliqué à
la guérison des maladies. On peut lire, à
cet égard, dans les XXVII et XXVIII⁰
chapitres de la *Philosophie corpusculaire*
(Paris, 1785), plusieurs faits intéressans;
on doit également consulter les savantes
recherches publiées dans les *Annales du
magnétisme* (Paris, 1814 à 1816).

Dans le cours du 17⁰ siècle, Greatrakes,
en Irlande et en Angleterre, avait guéri
un grand nombre de malades en les touchant. Gassner, chanoine de Ratisbonne,
quelques années avant Mesmer, produisit
des effets surprenans, et qu'on est en droit
d'attribuer au magnétisme; il obtint les
mêmes succès que Greatrakes; comme
lui, il guérit beaucoup de malades en em--

ployant les mêmes procédés. L'un et l'autre avaient recours à l'imposition des mains, et souvent exerçaient de légères frictions sur les parties souffrantes.

L'imagination, comme nous l'avons observé précédemment, n'est certainement pas la cause des phénomènes que présente le magnétisme ; mais l'attouchement et les frictions, qui ne sont, à proprement dire, qu'une espèce de magnétisme, paraissent encore, à quelques médecins, par l'action même qu'on exerce alors sur le système dermoïde, déterminer, ou du moins préparer tous les effets qui résultent de cette pratique. Cependant c'est une erreur qu'il est essentiel de relever, et dans laquelle je n'ai vu tomber que ceux qui ne connaissent nullement les procédés et la doctrine du magnétisme.

Sans doute que les manipulations magnétiques ont quelque analogie avec les frictions, et que l'action qu'exerce le toucher sur le système dermoïde, considéré comme organe sensible, semblerait devoir y entrer pour quelque chose. Il est également vrai que les différentes frictions dont on fait un fréquent usage en médecine, pourront, dans plusieurs circonstances, produire des effets réellement magnétiques ; mais attribuer ces effets à l'attouchement, à la pression, aux frictions, c'est prouver que l'on ignore que, dans la pratique du magnétisme, le contact généralement exigé doit être aussi léger que possible. On agit même d'autant mieux, on produit d'autant plus d'effet, qu'on magnétise moins par pression ou frottement. Il y a même des cas où l'on opère avec beaucoup d'énergie sans qu'il y ait aucune espèce de contact.

Il paraît que les anciens attachaient une très-grande importance à la méthode des frictions. Je citerai à ce sujet les deux passages suivans d'Hippocrate :

Multarum rerum experientiam medicum habere opportet, ac certe etiam frictionis. (De Articulis.)

(69)

Dans la 6ᵉ section, au chapitre qui a
pour titre : *De Officina medici*, il ajoute :
*Frictio vim habet solvendi, vinciendi,
carnem augendi, minuendi : dura quidem
vinciendi, mollis solvendi, multa minuendi, mediocris implendi.*

On trouve également, dans les écrits
de Celse et de Galien, quelques passages
qui ont trait aux frictions et à la manière
de les employer. « Asclépiade, nous dit
Leclerc (1), employait les frictions dans
la vue d'ouvrir les pores. L'hydropisie est
une des maladies dans lesquelles il prati-
quait ce remède; mais l'usage le plus sin-
gulier qu'il en faisait, c'est lorsqu'il tâchait
de faire dormir les frénétiques, à force de
les frotter. »

M. Alphonse Leroy (2) s'exprime ainsi :

« Les frictions sèches, faites sur tout le
corps, matin et soir, avec la main enve-
loppée d'une flanelle, et dirigée de haut

____

(1) *Hist. de la médecine,* p. 4ò1. La Haye, in-4°.
(2) *Manuel des goutteux* , pag. 97.

en bas , sans jamais remonter, sont un remède qui, pratiqué habituellement pendant plusieurs années, a suffi seul pour
délivrer des accès d'une goutte qui était
très-violente.

« Le massage ou le pétrissage des membres est une compression sur les articulations, qui rétablit le cours des fluides.
Ce moyen est très-usité en Orient, au sortir des bains de vapeurs. J'ai vu employer
avec un grand succès, dans les engorgemens articulaires des enfans, ce massage;
j'ai vu résoudre des articulations presque
ankylôsées, après les douches et les bains
de vapeurs.

« Le massage, nous dit-on, d'autre part,
très à la mode chez les Chinois, et qu'ils
ont appris des Indiens, est un moyen
qu'on pourrait peut-être employer avec
utilité en Europe, dans bien des cas. On
sait qu'il consiste à pétrir lentement et
avec douceur, les différentes articulations
du corps, pour exciter une sensation voluptueuse, et rendre la circulation des

humeurs plus prompte, empêcher leur stagnation, et augmenter leur fluidité. C'est une espèce de magnétisme qui, dans certains cas, dans certaines maladies dépendantes du vice de la lymphe, et surtout de son épaississement, peut avoir son utilité (1). »

On connaît, en outre, le fait intéressant rapporté dans les voyages du capitaine Cook. J'ai eu occasion de voir, en Angleterre, plusieurs personnes qui avaient habité l'Inde, et qui m'ont confirmé les bons effets du massage.

Dans l'usage des frictions, il est indispensable de distinguer l'instrument dont on se sert et la substance médicamenteuse que l'on emploie. Si l'individu souffrant pratique les frictions lui-même, avec la main sèche ou garnie d'un morceau de flanelle, on a lieu d'attribuer les résultats qu'on en obtient aux effets connus

____

(1) *Journal géneral de médecine,* rédigé par M. Sédillot, t. ix, p. 52.

du frottement exercé plus ou moins long-
temps sur une partie sensible. Si elles se
font, d'après la manière que j'ai indiquée
ailleurs, il faut ajouter, aux effets du frottement, l'action soit tonique, soit débi-
litante des différens ingrédiens dont on
se sert. Il ne faut pas non plus oublier si
ces frictions se font froides ou chaudes.
Les résultats obtenus de l'usage des trac-
teurs, des brosses métalliques employées
par M. Molwitz et Westring, dépendent
en partie d'une irritation mécanique, en
partie d'un mode spécifique d'action, et
qui met en jeu l'électricité galvanique.

Souvent on s'en remet, pour le soin de
pratiquer les différentes espèces de frictions, à une personne de confiance. C'est
alors qu'aux diverses circonstances dont
nous venons de parler, il peut se joindre
un effet vraiment magnétique. J'ai eu occasion d'observer plusieurs fois que des
personnes du sexe chargées d'entretenir
plus ou moins long-temps, par les procédés ordinaires, l'écoulement du sang

des piqûres faites par les sangsues, se trouvaient mal et étaient obligées de se faire remplacer par quelqu'un d'une moins grande susceptibilité nerveuse.

Aux phénomènes généralement produits par les frictions, et dont nous nous occupons, je crois devoir ajouter le fait cité par M. Alibert (1) :

« Un empirique est récemment parvenu, nous dit-il, par des frictions réitérées, avec une pommade très-insignifiante, relativement à sa composition, à supprimer les accès épileptiques, causés par la suppression menstruelle, chez une fille âgée d'environ dix-sept ans, et qui s'est présentée à moi, radicalement guérie, quoique ses règles n'eussent point encore reparu. »

C'est assez ordinairement sous la forme d'onguens que s'administrent extérieurement plusieurs substances médicamenteuses dont l'activité pourrait fatiguer

____

(1) *Thérapeutique*, t. ii, p. 370, 1re édit.

beaucoup l'estomac. On les incorpore le plus communément dans les huiles ou l'axonge. Mais, d'après les expériences faites par les docteurs Bréra, Chiarenti, Chrestien et autres, on y substitue quelquefois, et avec avantage, le suc gastrique des animaux ou la salive. Les journaux de médecine, et plusieurs ouvrages de thérapeutique, contiennent des résultats assez satisfaisans, obtenus par l'emploi des onguens préparés selon cette méthode, que l'on nomme *iatraleptique*. Les effets plus marqués que produisent ces onguens, de l'aveu de plusieurs praticiens, me paraissent tenir à la plus grande facilité avec laquelle les substances médicamenteuses, unies au suc gastrique ou à la salive, s'introduisent dans le système absorbant; et il est bien aisé d'en sentir la raison.

On n'a pas de peine à croire que ces sortes d'onguens pourront, par suite, devenir de précieux auxiliaires dans le cours des traitemens magnétiques, sur-tout chez des malades atteints de maladies chroniques, et qui ne sont point susceptibles de devenir somnambules.

Plusieurs faits de pratique médicale qui ont rapport à l'emploi et aux effets des frictions ou autres moyens analogues, prouvent bien certainement cette influence animale que les magnétiseurs se croient en droit d'attribuer au magnétisme. Les anciens, à en juger d'après leurs ouvrages, paraissent avoir plus généralement employé les frictions qu'on ne le fait de nos jours; mais ils n'en ont point précisé le mode d'action, comme on serait peut-être à même de le faire aujourd'hui.

De tout ce qui précède, il sera donc facile de conclure que les effets produits par les différentes espèces de frictions, rentrent, il est vrai, à beaucoup d'égards, dans le domaine des influences magnétiques; mais le plus souvent, dans l'emploi des frictions, ces influences n'ont point été et ne sont point intentionnelles. D'ailleurs l'instrument propre à exercer les frictions pourrait être, si l'on voulait, mis en mouvement par un procédé mécanique. Les frictions n'agiraient, dans cette circonstance, sur l'organe de la peau, que physiquement, et en y développant des forces sensitives dont l'action sympathique serait plus ou moins ressentie par d'autres organes.

Rien de surprenant alors que, par suite de cette exaltation de la sensibilité du système dermoïde, il ne se produisît dans l'économie animale une série, une succession de mouvemens vitaux souvent très-variés. Tout le monde convient que les mêmes effets peuvent être produits par différentes causes, par différens moyens. Ces mouvemens vitaux dont nous parlons, se trouveront être quelquefois du même ordre, et souvent accompagnés des mêmes phénomènes que les procédés magnétiques déterminent, mais d'une toute autre manière, et avec des circonstances aujourd'hui généralement prévues par le magnétiseur, et plus ou moins sous la dé-

pendance de sa volonté. Beaucoup d'exemples pourraient être cités à l'appui de ces
principes ; il me suffira d'indiquer ici, en
dernier lieu, les effets qui résultent généralement du chatouillement.

« Lorsque le chatouillement est léger (1),
il porte sur les sens une impression vive
et voluptueuse qui épanouit l'ame et pro-
voque le rire ; si le chatouillement est plus
fort, plus long-temps continué, exercé
sur des organes et des individus irritables,
l'exaltation des puissances sensitives peut
s'accroître au point de changer le plaisir
en douleur, de jeter le trouble dans l'économie, de faire perdre à la raison son empire, d'exciter des cris, des spasmes, des
convulsions ; et même de causer la mort.

« Les effets du chatouillement répétés
ne sont pas toujours aussi prompts, mais
ils n'en sont pas moins défavorables ; et

______

(1) Voyez *Dict. des sciences médicales*, article
CHATOUILLEMENT.

nombre d'exemples attestent que ce genre de sensualité a énervé ses victimes, et les a fait tomber dans la langueur et le marasme. »

Dans la pratique du magnétisme, il n'y a ni frictions, ni chatouillement, ni aucune espèce d'attouchement qui compromette les mœurs et qui puisse blesser la décence. A l'égard des personnes du sexe, généralement les magnétiseurs ne se placent point en face, mais simplement à côté, comme le recommande M. Deleuze. Avec le pouvoir et l'intention de faire le bien, on produit le même effet et on rend nulles alors toutes les objections qui se trouvent énoncées dans le *Rapport secret sur le mesmérisme* (1).

La calomnie a cherché, depuis peu, à inspirer de nouvelles craintes aux personnes du sexe sur l'emploi du magnétisme, à faire valoir de nouveau des ob-

____

(1) Voyez *Conservateur*, tome 1, pag. 146 et suivantes.

jections d'une date déjà ancienne ; à leur donner, sous le spécieux prétexte des mœurs et du bien public, une importance qu'elles ne pouvaient tout au plus tirer que de l'abus qu'il est toujours facile de faire, même des meilleures choses. *Le seul danger qu'il y ait dans la pratique du magnétisme, c'est de l'employer sans en connaître toutes les ressources.*

En réponse à plusieurs des conséquences que l'on voudrait déduire des objections précédentes, je citerai le fait suivant, que j'ai recueilli de ma pratique, et qui s'est passé sous les yeux de ma famille. Il m'a prouvé que, chez une personne du sexe sujette à des convulsions, il serait souvent imprudent de faire usage du magnétisme pendant l'accès, et surtout pour la première fois, particulièrement si l'on avait lieu de supposer, dans l'état ordinaire, une forte prévention contre la nature de ce moyen, et les circonstances qui accompagnent les effets qu'il peut produire.

Mademoiselle C*** était sujette, depuis plusieurs années, à des mouvemens convulsifs assez violens, et dont les paroxysmes se répétaient souvent plusieurs fois par mois, mais sur-tout aux époques particulières à son sexe. Le 19 novembre 1788, au sortir de table, mademoiselle C*** éprouva des symptômes qui annonçaient ordinairement les accès. Je fus appelé qu'elle avait déjà perdu entièrement connaissance. Elle était tenue par deux de ses compagnes, qui employaient, sans succès, tous les moyens dont on fait usage en pareil cas.

Malgré tous les soins que je pris pour mettre mademoiselle C*** en crise somnambulique, dont elle me paraissait très-susceptible, je ne pus y réussir; du moment qu'elle pouvait distinguer et reconnaître le son de ma voix, elle prenait de nouvelles convulsions, que je parvenais bientôt à calmer, mais sans pouvoir obtenir un instant de lucidité.

Cette scène douloureuse durait depuis

plus d'une heure ; et, après plusieurs tentatives de ma part, qui produisaient toujours le même effet, je m'étais éloigné
de mademoiselle C***, et je n'employais
plus aucun procédé magnétique; j'aimais
mieux laisser la nature reprendre son
cours ordinaire, que de la forcer et la
contrarier davantage.

Enfin, une de mes parentes qui était
venue passer plusieurs jours dans ma famille, au retour de quelques visites, entra
dans la salle où nous étions. On la nomma
à mademoiselle C***, qui, sur le champ,
lui tendit machinalement la main. J'en-
gageai ma parente à essayer les procédés
du magnétisme à l'égard de mademoiselle
C***; mais ma parente n'avait alors qu'une
connaissance très-imparfaite du magnétisme et de ses effets; elle me pria de la
mettre au fait. D'un bout de la salle à
l'autre je lui indiquai la manière dont elle
devait prendre le rapport et magnétiser à
grands courans. Elle suivit mes conseils
avec la ferme intention de soulager ma-

demoiselle C***, qui, au bout d'un demi-
quart-d'heure, devint parfaitement calme
et entra en crise somnambulique.

Mademoiselle C*** dit alors à ma parente que je pouvais maintenant l'appro-
cher sans lui faire aucun mal; que je lui
aurais certainement fait du bien dès le
commencement, sans la forte et injuste
prévention qu'elle avait contre le magnétisme. On me l'avait, nous dit-elle, re-
présenté comme un moyen odieux, et
dont on se servait pour abuser des personnes de mon sexe. C'était cette forte
prévention de ma part qui redoublait mes
convulsions, du moment que j'entendais
la voix de M. Roullier; maintenant je
suis parfaitement tranquille et rassurée
sur le compte du magnétisme.

Mademoiselle C*** ne resta que quelques instans en somnambulisme; elle nous
recommanda sur-tout de ne point lui dire,
avant le lendemain, ce qui s'était passé.
Elle ajouta qu'il fallait la mettre de suite
au lit, lui donner un bouillon, et qu'elle

dormirait assez bien; que, de plus, ma parente devait venir vers onze heures du soir la magnétiser dans son lit, et qu'elle pourrait lui dire alors ce qu'il y avait à faire.

Ma parente monta à l'heure indiquée à la chambre de mademoiselle C***; elle était alors éveillée; au bout de quelques minutes elle tomba en somnambulisme, et donna (d'après ce que m'a rapporté ma parente) des renseignemens intéressans sur la cause de sa maladie. Elle avait besoin, ajouta-t-elle, d'être magnétisée environ un mois, et de boire de l'eau magnétisée; elle observa à ma parente que, puisqu'elle devait nous quitter sous peu de jours, il valait mieux que ce fût moi qui la magnétisât le lendemain et tout le temps prescrit; elle dit aussi que, pendant cinq ou six séances, elle serait somnambule.

Le lendemain, à une heure après-midi, je magnétisai mademoiselle C***, comme elle l'avait recommandé à ma parente, qui fut témoin de cette séance. Mademoiselle C*** fut très-calme. Je la vis faire tous ses efforts pour s'empêcher de fermer les yeux, les frotter même à plusieurs reprises à cette intention; mais, au bout de quelques minutes, les yeux se fermèrent malgré elle, et la crise somnambulique annoncée eut lieu. Mademoiselle C*** nous répéta qu'elle n'avait besoin que du magnétisme et de l'eau magnétisée, sans aucun autre remède; que le magnétisme lui ferait beaucoup de bien, et qu'il éloignerait les fortes migraines auxquelles elle était si fréquemment sujette. Elle nous prévint qu'il serait convenable, pour la guérir de toute prévention contre le magnétisme, de lui raconter, au sortir de sa crise, les détails de tout ce qui s'était passé dans la séance de la veille.

Je magnétisai régulièrement mademoiselle C*** le temps qu'elle avait elle-même prescrit; et, dans l'espace de huit mois, elle n'eut qu'une seule attaque très-légère. Les migraines furent aussi beaucoup moins fréquentes. Toutes les fois que mademoiselle C*** s'en plaignait, et que j'ai pu la magnétiser, elle devenait somnambule, et, au sortir de cet état, la migraine était presque toujours passée. J'ai eu occasion plusieurs fois d'obtenir, chez d'autres personnes, les mêmes résultats.

Après avoir cherché à inspirer, sur le compte du magnétisme et des magnétiseurs, des craintes, sous le rapport des mœurs, il ne manquait plus à la calomnie que d'*alarmer les consciences*. C'est ce qu'a voulu faire l'auteur anonyme d'une brochure qui a pour titre : *le Mystère des magnétiseurs et des somnambules dévoilé aux ames droites et vertueuses, par un homme du monde*. Aveuglé par un fanatisme absurde, et dont les conséquences auraient pu être dangereuses dans un autre siècle, l'anonyme prétend que le magnétisme, tout en avouant qu'il en ignore les principes et les procédés, est *une œuvre du démon!!*

Je n'aurais rien d'essentiel à ajouter aux

judicieuses et sages réflexions que M. de Missery a faites à cet égard dans une réfutation qu'il a publiée de l'opuscule ci-dessus (1). Qu'il me soit néanmoins permis de faire observer que les *odieuses* et *calomnieuses* insinuations de l'anonyme ne peuvent certainement pas s'adresser aux personnes respectables qui se sont consacrées, depuis plus de trente ans, à l'étude et à la pratique du magnétisme, avec cette pureté de mœurs et d'intentions qui honorent infiniment leur caractère.

A leurs yeux la puissance magnétique est un des bienfaits de la Providence. Cette puissance devient souvent, pour eux, un moyen sûr et précieux de faire du bien ; elle ne peut donc émaner d'un esprit de ténèbres et de séduction. Comme la force et le pouvoir de reproduction, la

____

(1) *Examen de l'ouvrage qui a pour titre* : *le Mystère des magnétiseurs*, etc., par M. Suremain de Missery, ancien officier d'artillerie, membre de la Société des sciences de Paris, etc. Paris, J. G. Dentu, in-8°, 2 fr.

puissance magnétique est l'attribut de tous. Elle appartient à tous, dès que la volonté divine nous appelle à l'existence. La pratique du magnétisme, bien loin d'étouffer, dans le cœur de ceux qui s'y consacrent, les principes religieux, les ramène sans cesse à l'accomplissement de leurs devoirs envers Dieu, envers eux-mêmes et leurs semblables. Le magnétisme est l'*œuvre* de la nature. *Naturæ et cordis opus, non artis.*

DEUXIÈME SECTION.

CHAPITRE PREMIER.

*Des crises et du somnambulisme magné-
tique.*

« Les médecins de l'antiquité qui sup-
posèrent les premiers que l'état d'équilibre ou d'harmonie qui subsiste entre
toutes les parties de l'organisme constitue la santé, conçurent sans doute une
idée simple et lumineuse. A leurs yeux,
toute maladie ne doit être que le dérangement de cet équilibre. Mais quelle
en est la cause? et quel peut en être le
remède (1)? »

(1) Voyez *Essai sur la philosophie médicale,*
pag. 106.

Mesmer, en adoptant ces principes et
les conséquences qui s'en déduisent naturellement, ne voyait également qu'une
cause générale de maladie, et qu'un remède qui dépend essentiellement de cette
cause. Dans ce sens, il enseignait dans un
de ses aphorismes (153) « que le principe qui constitue, rétablit et entretient
l'harmonie, est le principe de la conservation. Le principe de la guérison, ajou-
tait-il, est donc nécessairement le même.

Mais ce qu'il ne dit point, et il serait
ridicule de supposer qu'il l'ignorât, c'est
que les accidens morbifiques résultant de
ce dérangement d'équilibre, de ce défaut
d'harmonie, offrent des complications
nombreuses et variées. Ces complications
ne nous permettent pas toujours de les
rapporter facilement à cette cause générale qui les a essentiellement et primiti-
vement produites. Les élémens dont se
composent les phénomènes morbifiques
sont nécessairement de différens ordres,
et dépendent des altérations plus ou moins

graves des forces *sensitives dynamiques*
et *plastiques*, de la sympathie de nos
organes et de l'enchaînement des différentes fonctions. Mais un point de doctrine sur lequel il ne peut y avoir de contestations, et dont Mesmer devait, d'après
ses idées, nécessairement s'emparer, c'est
que tous les phénomènes de l'économie
animale sont sous l'influence nerveuse, et
qu'ils en dépendent tous, soit médiatement, soit immédiatement. Le fluide qu'il
appelait *magnétique*, qu'il disait circuler
dans nos nerfs, était donc, conformément
à l'aphorisme cité ci-dessus, un principe
de conservation, et pouvait devenir, dans
le cas de maladie, un principe de guérison.

Aux différentes objections que devait
nécessairement susciter cette assertion de
Mesmer, il aurait eu à répondre que,
dans le cas même d'une maladie compliquée, les moyens ordinairement employés,
comme le magnétisme lui-même, ne de-
venaient curatifs qu'autant qu'ils avaient

élaboré, modifié le fluide vital ; en un mot, qu'ils lui avaient imprimé un ton de mouvement qui le faisait librement circuler dans tous les organes. Mesmer se croyait en droit de prétendre que le magnétisme pouvait et devait guérir, dans toute maladie, mais seulement à une époque où le rétablissement de la libre circulation de ce fluide vital était encore possible. On verra, dans la troisième section, les sages restrictions que l'expérience force de mettre à des prétentions que le zèle avait peut-être outrées dans le temps.

Les idées sur la cause générale des maladies conduisaient donc Mesmer à incorporer dans sa doctrine les précieux documens recueillis de la pratique d'Hippocrate, et de tous les médecins de son école, sur la guérison des maladies par des *crises*.

« La maladie étant, nous dit Mesmer (aphor. 205), l'aberration de l'harmonie, cette aberration peut être plus ou moins considérable, et produit des effets plus ou moins sensibles. Ces effets sont appelés *symptômes symptomatiques*. Si , au contraire (aphor. 206), ces effets sont des efforts de la nature contre les causes de la maladie, tendant à les détruire et à régénérer l'harmonie , on les appelle *symptômes critiques*. L'application du magnétisme fait cesser le plus souvent les symptômes symptomatiques, tandis qu'en augmentant les efforts de la nature contre les causes des maladies, elle augmente par conséquent les symptômes critiques. »

Ce qui précède fait comprendre facilement que l'harmonie étant rétablie, la maladie guérie, on devient généralement insensible aux effets du magnétisme. C'est, comme on a dit, et comme on le répète sans cesse, le *critérium* de la guérison. Ce fait est un de ceux dont les magnétiseurs peuvent journellement offrir des exemples dans leur pratique.

Parmi les différens effets que produit
le magnétisme auxquels on a donné assez
généralement le nom de *crises*, et dont
j'ai rapporté quelques-uns dans le deuxième chapitre de la première section, il
faut sur-tout ranger, et comme étant la
plus importante et la plus avantageuse,
le somnambulisme magnétique. Mesmer
n'en avait point parlé, et la publication
en est due à M. le marquis de Puységur,
dont l'honorable et courageux dévoûment
à la cause du magnétisme, lui assure à
jamais l'estime et la reconnaissance de
toutes les personnes qui ont été à même
d'apprécier les bienfaits de cette heureuse
et utile pratique.

Une personne dans le somnambulisme
magnétique (état dont la vue seule peut
donner une idée exacte, et que précède
quelquefois un sommeil plus ou moins
profond) a les yeux le plus ordinairement
fermés, et se trouve alors dans la plus
grande analogie avec son magnétiseur. Elle
n'entend que lui ou les personnes qu'il met

en rapport avec elle en les touchant. Sans cette précaution, tout contact étranger lui serait pénible, et pourrait même exciter des convulsions s'il était prolongé.

Cet état est quelquefois désigné dans les ouvrages des magnétiseurs, spéciale-ment sous le nom de *crise*; on se sert souvent encore de cette dénomination, au lieu de dire plus correctement, *crise somnambulique*. Le somnambule, ou *somniloque*, ou *crisiaque*, ou *crisoloque*, comme on disait quelquefois à Strasbourg, répond aux questions de son magnétiseur; mais parle rarement de son propre mouvement; il ne le fait qu'autant qu'il s'y trouve forcé par le besoin de communiquer à son magnétiseur quelques particularités relatives à ce qu'il éprouve ou à ce qui peut lui être nécessaire.

Toute personne en crise somnambulique lucide sent les effets de la volonté de son magnétiseur, et s'y trouve plus ou moins soumise pour tout ce qui ne peut lui nuire et pour tout ce qui ne contrarie

point en lui les idées de justice et de
vérité. Mais cette dépendance salutaire
ne saurait s'établir que d'après une confiance bien fondée dans la moralité du
magnétiseur et le sincère désir qu'il a de
faire le bien. On ne magnétiserait pas
quelqu'un malgré lui, encore moins pourrait - on le mettre en somnambulisme.
L'exemple de mademoiselle C***, que
j'ai rapporté plus haut, vient à l'appui
de ce principe.

Dans les crises lucides, le somnambule
peut voir plus ou moins distinctement
son intérieur, indiquer la cause de sa
maladie, et prescrire les remèdes dont il
a besoin pour se guérir. Dans quelques
circonstances, rares il est vrai, le somnambule connaîtra la pensée de son magnétiseur, sans que ce dernier ait besoin
de proférer aucune parole, verra son intérieur et celui des personnes que l'on
mettra en rapport avec lui; souvent même
il sera en état de traiter les maladies
dont elles se trouvent affectées. Quelques

somnambules en crise complète voient des objets éloignés, annoncent plusieurs jours, et même plusieurs mois à l'avance, ce qui doit leur arriver. Mais généralement ils n'ont aucun souvenir de ce qui s'est passé en crise.

Quelquefois les pressensations d'un somnambule très – lucide le mettent à même d'annoncer certaines circonstances relatives à des maladies dont il pourrait être menacé lui – même, ainsi que son magnétiseur. Parmi les observations de ce genre, je citerai l'exemple suivant ; et avec d'autant plus de confiance, qu'il m'est personnel et que je puis en répondre. Je le dois à madame Fr***, somnambule très-lucide, dont il est question dans les écrits de M. le comte de Lutzelbourg, et que j'ai magnétisée à Strasbourg nombre de fois.

J'étais très – incertain si j'avais eu la petite vérole dans mon bas âge. Dans une des crises lucides de madame Fr***, je lui demandai s'il lui était possible d'éclaircir

mes doutes à cet égard : c'était en 1788.
Je vois assez votre intérieur, me dit-elle,
pour vous assurer que vous n'avez point
encore eu la petite vérole ; et qu'à moins
que vous ne vous fassiez inoculer, il n'y
a chez vous aucune disposition qui annonce que vous puissiez l'avoir d'ici à
plusieurs années. En 1794, j'étais logé
chez une dame dont le jeune enfant était
atteint de cette maladie. J'ai tenu plusieurs
fois cet enfant sur mes genoux, et l'ai endormi en le magnétisant, sans éprouver
moi-même les effets de la contagion. Ce
ne fut que deux ans plus tard que j'eus,
dans l'automne de 1796, la petite vérole.

Cette observation me donne lieu d'é-
claircir ici quelques difficultés relatives
aux pressensations des somnambules. Ces
pressensations doivent être ramenées à
des considérations purement physiologiques, dans l'intention d'écarter les applications erronées qu'on en a voulu
faire à des phénomènes d'un autre ordre.
Il est essentiel de prévenir des abus que

la pureté des motifs les plus louables n'est pas toujours en état d'empêcher.

Mesmer a dit très-judicieusement, dans son Mémoire sur ses découvertes (Paris, 1798) : « Voir le passé, n'est autre chose que sentir la cause par l'effet ; prévoir l'avenir, c'est sentir l'effet par la cause. » Mais M. Tardy de Montravel est un de ceux qui ont parfaitement saisi, et fait le mieux ressortir les nuances qui différencient les *pressensations* du somnambule magnétique, des *prédictions* que l'on serait en droit d'appeler *morales*. Il observe avec raison que, pour l'ame du somnambule, le temps et les distances disparaissent, qu'il peut apercevoir dans l'avenir les possibilités physiques. Mais, ajoute-t-il, cette vue sera toujours limitée et finie. Le tableau physique des possibles sera pour le somnambule un ensemble confus ; il n'en distinguera les détails qu'à des distances limitées, et encore faudra-t-il qu'une cause quelconque y détermine de préférence son attention.

Le passage intéressant dans lequel M.
Tardy de Montravel, à l'aide d'une ingé-
nieuse comparaison, expose et développe
ses idées, a une certaine étendue ; mais
comme il n'est peut-être pas assez généralement connu, je vais le transcrire en
son entier.

« L'aigle, planant à de grandes hau-
teurs, découvre un horizon vaste, mais
fini : il aperçoit sous le même point de
vue une étendue considérable, mais bornée dans la sphère qu'il n'a pu quitter ; il
voit néanmoins, et d'un seul coup-d'œil,
la journée entière du voyageur ; il le voit
partir, et il découvre en même temps le
but dont il est encore éloigné, et qu'il
n'atteindra que pas à pas. Si quelques rai-
sons le déterminent à devancer la marche
de ce voyageur, il prévoira tous les dé-
tours qu'il aura à faire dans sa route, à
en juger du moins par la direction qu'il
lui aura vu prendre. Il verra qu'à tel point,
à telle époque de sa marche, cet homme

rencontrera tel ou tel obstacle, qu'il se croisera avec un second voyageur qu'il a vu partir d'un autre point, et dont le premier ne peut avoir encore aucune connaissance. Mais cet aigle ne verra pas de même qu'un orage doit s'élever, et que le voyageur sera écrasé par la foudre, au moment où il aurait dû rencontrer probablement l'obstacle. Il ne verra pas que cet homme, dont toutes les démarches annoncent le désir qu'il a d'arriver au but, changera de résolution tout d'un coup; qu'il retournera sur ses pas; qu'il s'écartera de la route qu'il avait d'abord prise; qu'il s'arrêtera auprès de l'obstacle au lieu de le franchir, etc.; et qu'ainsi il n'atteindra jamais le but, ou qu'il l'atteindra plus tard qu'il n'aurait dû le faire.

« L'ame plane comme l'aigle pendant le sommeil des sens extérieurs. Dominant alors sur les opérations de la matière, elle embrasse d'un coup-d'œil toutes les possibilités physiques que dans l'état de veille elle n'eût parcourues que successivement;

mais sa vue est toujours bornée dans la sphère des sens dont elle n'a pu se dégager entièrement. Si quelques motifs viennent déterminer plus particulièrement son attention vers une des portions de l'ensemble, elle voit alors cette portion dans le plus grand détail, tandis que le reste du tableau devient vague et confus. Elle voit à la fois tous les points de la route que son corps a embrassés ; elle aperçoit tous les obstacles qu'il rencontrera sur cette route ; elle en découvre les temps et les lieux, comme s'ils étaient présens ; et même si le but n'est pas très-éloigné, elle voit aussi ce but. Elle peut dire enfin que si son corps persiste à suivre la route qu'il a prise, s'il continue à marcher du pas qui lui convient et qu'il a affecté, s'il ne rencontre pas d'autres obstacles que ceux qui tiennent nécessairement au chemin qu'il a choisi et qu'elle aperçoit, s'il franchit enfin ces obstacles, comme il est à présumer qu'il le fera, et de la manière que sa prévoyance et son instinct le lui indiquent, il arrivera en tel temps au but déterminé.

« Mais cette ame ne verra pas mieux que l'aigle tous les changemens qui pourront arriver dans l'état des choses, changemens dépendans de causes physiques qui n'entraient point et qui n'avaient pu entrer dans la composition du tableau, changemens résultans de causes morales qu'elle n'a pu prévoir. Cette ame qui, par son essence, domine la matière, n'est pas aussi supérieure à elle-même, et il faudrait qu'elle le fût pour pouvoir saisir d'un coup-d'œil toutes ses propres opérations. C'est pour cela que l'ame du somnambule, qui voit dans l'avenir toutes les actions de son corps, comme des possibilités formant l'ensemble du tableau, ne verra pas de même les actions *nécessaires*. Celles-ci dépendant de la détermination de sa volonté, ou de la volonté des autres ames, et cette détermination étant un attribut propre et essentiel à l'ame, elle ne peut être soumise d'une manière posi-

tive à sa prévoyance. C'est cette détermination de la volonté qui constitue vraiment le moral d'une action ; et, en ce
sens, on a tort d'appeler *prédiction mo-*
rale ce qui n'est qu'un aperçu général des
possibilités physiques, et tout au plus
une présomption des possibilités morales. »

Comme les crises somnambuliques offrent des nuances et des variations sans
nombre, il est nécessaire de prévenir que,
dans la crise incomplète, le magnétisé
reste souvent en rapport avec quelques
personnes, indépendamment de son magnétiseur. L'usage d'une partie de ses sens
extérieurs ne se trouve suspendu que relativement ; mais néanmoins, comme nous
le disions tout à l'heure, il ne se ressou-
vient, dans l'état de veille, de rien de ce
qu'il a dit ou fait pendant cette crise imparfaite. Il juge son état peu sûrement,
et en raisonne avec la même incertitude.
Les magnétiseurs qui ont de l'habitude,

qui ont vu beaucoup de somnambules,
se tiennent alors sur leurs gardes. Ils ramènent souvent le somnambule, et sans
l'en prévenir, sur les mêmes questions,
pour s'assurer si chaque fois les réponses
s'accordent avec les précédentes, et sur-
tout dans le cas où il s'ordonnerait quelques médicamens, dont, lorsqu'il est lucide, il indique non seulement les doses,
mais encore l'effet qu'ils doivent produire.
Le plus souvent un somnambule peut
sentir ou voir pour lui, et avec une précision tellement exacte, qu'elle inspire
toute confiance, sans qu'il lui soit possible
de prendre qui que ce soit en consultation. La crise incomplète est quelquefois
le passage intermédiaire qui conduit à
une crise d'un ordre supérieur; elle devient aussi, dans certains cas, une nuance
rétrograde pour les malades qui, après
avoir eu des crises très-lucides, y redes-
cendent souvent lorsqu'ils s'acheminent
vers leur guérison.

Ce sont ces nuances si variées dans les

crises somnambuliques, qui font que plusieurs magnétiseurs peu expérimentés se
sont laissés induire en erreur relativement
à la clairvoyance de leurs somnambules.
Conservant dans les mauvaises crises leurs
préjugés et leurs passions, ces somnambules ne se livrent que trop souvent à ce
sentiment d'amour-propre que favorise la
supériorité momentanée que leur donne
l'état de somnambulisme, nouveau pour
eux, et dont ils sont pour ainsi dire éton-
nés, sur-tout dans les premières séances.
Néanmoins on évite facilement ces erreurs, en ne permettant jamais à un somnambule de dire que les choses dont il est
bien sûr.

Plusieurs somnambules assurent que
les dispositions les plus favorables au somnambulisme, dépendent de l'état particulier du sang et de la mobilité des nerfs ;
plus généralement il a lieu dans toute
maladie qui sollicite le bienfait de cette
crise salutaire. Quand une fois on a été
susceptible de somnambulisme, une indis-

position même légère, si l'on est magnétisé, reproduit ordinairement cette crise,
mais plus ou moins complète. Dans le somnambulisme, il se fait une concentration
des forces sensitives à la région épigas-
trique, et qui suspend momentanément
l'usage des sens extérieurs ; mais alors,
c'est avec des modifications différentes de
celles que présentent plusieurs maladies
nerveuses connues des médecins long-
temps avant que l'on s'occupât du magnétisme.

En général, les personnes du sexe, dont
la constitution est ordinairement plus faible, dont le système nerveux est plus sensible et plus irritable, qui, sans être malades, sont cependant plus ou moins in-
commodées tous les mois, doivent donc
être, par cette raison, et en outre, à cause
de la sympathie qui existe entre la matrice
et l'organe encéphalique, infiniment plus
susceptibles que les hommes de devenir
somnambules.

Le somnambulisme magnétique a été

mal à propos confondu avec la catalepsie hystérique, par Petetin, médecin de Lyon, et par ceux qui ont adopté ses principes. Nous reviendrons bientôt sur cet objet. Cet accident nerveux a pu se présenter quelquefois dans une suite de crises dont il ne forme cependant, sous aucun rapport, un des élémens essentiels. Il en est de même du tetanos, des convulsions, etc. Tout phénomène de ce genre est ordinairement prévu par le somnambule, qui en avertit son magnétiseur, en lui indiquant les moyens qu'il doit mettre en usage pour en diriger et seconder les effets salutaires, et en le rassurant sur les accidens qui sembleraient devoir en résulter.

Quelques personnes se persuadent, et bien à tort, que la crise somnambulique est un état de sommeil; d'autres ont appelé cet état la mort du corps et la vie de l'ame; d'autres ont une opinion non moins étrange. Ils regardent le somnambulisme comme une espèce de délire, d'hallucination, de rêve; *les somnambules,* ajoutent-ils, *sont dans un état voisin de l'aliénation mentale permanente.* Il n'y a dans le somnambulisme, à proprement dire, ni mort, ni sommeil, ni rêve, ni délire, ni hallucination, rien qui tienne de l'aliénation mentale. Le somnambulisme est un état, *sui generis,* dans lequel l'exercice des sens extérieurs est réellement suspendu, tandis que les facultés de l'ame se manifestent alors avec plus d'énergie, comme on pourrait l'exprimer, d'après les idées de Stahl; ou, si l'on veut, toujours dans le même sens, c'est l'instinct physique et moral qui, plus développé, parvient à un tel degré de perfection, qu'il éclaire le malade sur sa santé, sur celle des autres, sur les moyens propres à la rétablir, et le met quelquefois en relation plus intime avec tous les êtres coexistans qui nous entourent.

Quand on trouve dans les écrits des magnétiseurs, au lieu du terme de *crise,* connue sous le nom de *somnambulisme,* celui de *désorganisation,* il faut entendre par cette expression, sinon impropre, du moins équivoque, l'état de crise appelée *crise somnambulique complète,* parce que dans cet état le malade paraît privé de l'usage des organes extérieurs ; il ne voit plus par les yeux ; il n'entend plus par les oreilles ; la masse entière des nerfs devient alors capable de transmettre à l'ame des sensations qui, dans l'état ordinaire, ne peuvent être perçues que par l'intermédiaire des organes de la vue, de l'ouïe, de l'odorat.

Dans le même sens, observe Mesmer (Mémoire déjà cité) : « Tout le système des nerfs devient *œil,* à l'égard des mouvemens qui représentent les couleurs, les formes, les figures ; *oreille,* à l'égard des mouvemens qui expriment les proportions des oscillations de l'air ; et enfin les organes du *tact,* du *goût,* de l'*odorat,* pour les mouvemens produits par le contact immédiat des formes, des figures. Mais le somnambule rapporte alors les modifications qui lui sont transmises, les

sensations qu'il éprouve, aux différens organes qui, dans l'état de veille, en sont
ordinairement le siége. » Nous remarque-
rons néanmoins que l'énergie des fonctions du système dermoïde, considéré
comme organe sensible, paraît alors aug-
mentée. C'est même une différence tout
à fait contraire à ce que l'on observe le
plus ordinairement dans la catalepsie, les
extases, et quelques autres affections nerveuses du même genre.

Le somnambule en crise complète, et
chez lequel l'instinct, ou sens intérieur,
est bien développé, ne se trompe pas sur
ce qui a rapport à son bien-être physique
et moral. Conduit avec prudence, ques-
tionné à propos, sans précipitation, et en
lui laissant le temps de la réflexion, il ne
se trompera pas non plus sur ce qui a
rapport à son magnétiseur, ou ce qui peut
l'intéresser. Si le somnambule témoigne
souvent, en crise, à son magnétiseur toute
sa gratitude pour les services qu'il en reçoit ; si, pour exprimer les sentimens

dont il est pénétré, il se sert quelquefois d'expressions qu'on pourrait regarder
comme trop fortes, on aurait tort de s'en
alarmer. Le magnétisé, dans son état naturel, ne conserve pour son magnétiseur
qu'un attachement louable, et fondé sur
une reconnaissance aussi vive et aussi sincère qu'elle est méritée. Le fait de Vic-
tor (1) prouve jusqu'à quel point peut
aller la confiance du somnambule, quand
un magnétiseur y a autant de droits que
M. le marquis de Puységur. Mais le somnambule, avant d'accorder sa confiance,
a pleinement et librement jugé les intentions morales de son magnétiseur; il les
a d'autant mieux jugées, qu'il les connaît
mieux que dans l'état de veille. La puissance magnétique de l'être vicieux ou
méchant, je l'ai déjà dit, sera toujours
ou négative ou même nulle.

Tant que vous ne permettez point à

______

(1) *Mémoires sur le magnétisme animal*,
pag. 30. Paris, J. G. DENTU, 1809.

un somnambule de franchir les limites
du monde physique, que vous n'exigez
de lui qu'un compte exact et précis des
sensations qu'il éprouve, que vous ne le
questionnez que sur ce qui intéresse sa
santé, la vôtre, celle des personnes qu'il
consent à prendre en rapport, vous pou-
vez facilement vous assurer du degré de
sa lucidité par la justesse de ses réponses;
et c'est alors que vous êtes bien en droit
de lui accorder toute votre confiance. Autrement, ce qu'il vous dira pourrait n'être
ni vrai ni exact, et tiendrait des préjugés
de l'état de veille, ou des illusions de son
esprit. Car du moment que le somnambule, comme dit M. Deleuze, cesse de
parler de ce qu'il sent pour parler de ce
qu'il imagine, il s'égare d'autant plus, que
son imagination est plus exaltée. Il faut
donc se défier des opinions des somnambules, toutes les fois qu'ils parlent d'autre
chose que de ce qu'ils voient distinctement.

Les somnambules qui ont assuré leur

magnétiseur qu'il était l'unique qui pût désormais les traiter, ont jugé, d'après une disposition de confiance personnelle, et non d'après le sens intérieur ou l'instinct. S'il en était ainsi, observe M. le comte de Lutzelbourg, dans ses Instructions manuscrites, le magnétisme ne serait plus un bienfait de l'auteur de la nature. Le pouvoir qu'a l'homme d'être utile à son semblable, en vertu des lois du magnétisme, ne serait plus alors digne de la sagesse et de la bonté suprême de l'auteur de ses lois. Il faudrait, d'après nos institutions sociales, renoncer à la pratique du magnétisme, si elle était, vis-à-vis d'un individu quelconque, un engagement pour la vie.

En lisant les journaux des cures opérées par les magnétiseurs, on aura sans doute raison de s'étonner que les somnambules voient tel ou tel objet, sans apercevoir ou distinguer tel ou tel autre. Cette circonstance, qui caractérise une crise incomplète, a souvent donné occasion aux incré-

dules, qui se permettent si indiscrètement
des expériences de pure curiosité, de regarder le somnambulisme comme une espèce de rêverie ou de délire. Mais, sans
qu'il soit possible de déterminer rigoureusement à quoi tient cette vision, tantôt
distincte, tantôt confuse, on conçoit facilement qu'elle est l'effet d'une susceptibilité nerveuse relativement ou plus
forte ou plus faible. Ne sait-on pas, par
exemple, que, dans l'état ordinaire, le
myope, sans le secours de verres con-
caves, ne pourrait distinguer un objet
éloigné, que le presbyte aperçoit à l'œil
nu, avec la plus grande facilité?

Le malade en crise lucide ayant la sensation exacte de son mal et de son développement, en estime avec précision les
progrès; en calculant la force de ce mal
et celle de l'agent employé à le détruire,
il ne peut se tromper sur le besoin des
crises, leurs époques, leur durée, leurs
résultats et le terme de sa guérison. Mais
il faut pour cela que le magnétiseur ne se

rende coupable d'aucune négligence, qu'il donne les crises au moment précis qu'elles ont été indiquées, sous peine d'accidens graves, du retard dans la guérison, et quelquefois même d'impossibilité de l'effectuer.

On recommande sans cesse aux magnétiseurs de soutenir les malades, en crise somnambulique, de toute l'énergie de leur volonté. Car la moindre distraction vis-à-vis d'un somnambule en crise parfaite, ou le fait redescendre dans un degré inférieur, ou même le fait entièrement sortir de crise. Je l'ai vu quelquefois ouvrir sur le champ les yeux, et revenir alors de lui-même à son état ordinaire.

Les somnambules sont, en général, singulièrement sensibles aux effets de la musique, et sur-tout à ceux que produisent plusieurs instrumens dont on tire des sons. J'ai été à même d'observer, à cet égard, un phénomène assez curieux. Je magnétisais, il y a plusieurs années, une jeune personne qui était somnambule.

Pendant une de ses crises, j'eus occasion de lui demander si la musique lui serait agréable dans l'état où elle se trouvait. M'ayant répondu affirmativement, quelqu'un prit un violon, et joua un air très-connu. Mademoiselle J***, s'extasiait sur la mélodie des sons, sans néanmoins pouvoir reconnaître cet air. Au sortir de sa crise, on joua de nouveau en sa présence le même air qu'elle nomma sur le champ. Sans me hasarder à donner l'explication de ce phénomène, j'observerai seulement que si nous regardons un portrait au pastel avec une très-forte loupe, nous ne voyons plus alors la symétrie des traits, mais nous apercevons séparément les diverses couleurs dont ils sont formés.

Il existe nombre de faits qui prouvent combien la musique a d'influence dans les paroxysmes de certaines affections nerveuses. Dans le cas d'une catalepsie hystérique, la musique produisait, dit M. Petroz, un effet marqué; un air chéri de la malade rendait la respiration plus grande et plus vite, élevait le pouls et diminuait la longueur des accès. Que n'at-on pas raconté des merveilleux effets de la musique dans beaucoup de maladies? C'est sans doute pour cette raison que Mesmer en avait introduit l'usage dans ses traitemens publics. Je suis persuadé qu'elle pourrait être, dans quelques traitemens particuliers, un accessoire infiniment inutile; mais il faudrait avoir soin d'éloigner les instrumens capables d'imprimer aux nerfs des vibrations trop fortes, et qui finiraient par fatiguer le malade.

Les somnambules trouvent à l'eau magnétisée un goût et une odeur particulière, mais qui, le plus ordinairement, sont inappréciables pour nos sens dans l'état de veille. En bonne crise, ils reconnaîtront facilement l'eau magnétisée de celle qui ne l'est point. J'ai pu m'en convaincre par quelques expériences faites en présence de personnes qui paraissaient

douter du succès avant que ces expériences leur en eussent fourni une preuve
satisfaisante.

J'ai déjà dit, et d'après ma propre expérience, que l'eau magnétisée, ou même
des effets appartenant au magnétiseur, ou
touchés par lui, suffisaient quelquefois,
dans son absence, pour faire tomber en
crise un malade très — sensible aux influences magnétiques. L'ascendant de la
volonté du magnétiseur sur une personne
dont le genre nerveux est très-mobile, devient aussi, dans plusieurs circonstances,
tellement fort, pendant le cours d'un traitement magnétique, que cette personne
tombera en crise à l'heure indiquée dans
une lettre, un billet, en touchant simplement un effet magnétisé à cette intention,
et que lui fera remettre son magnétiseur.
On trouve plusieurs exemples de ce genre
cités dans les différens écrits des magnétiseurs; mais il ne faut pas croire que tous
les somnambules soient susceptibles de
présenter ce phénomène d'une manière

aussi précise et aussi exacte que nous venons de le dire.

L'état de somnambulisme est un état
heureux, et dont les somnambules ne
sortent ordinairement qu'à regret; ce sont
les lois mêmes de notre organisation,
m'ont dit plusieurs somnambules, qui
nous forcent de quitter cet état heureux,
de bien-être; et nous ne pouvons déso-
béir à ces lois que sous peine de souf-
france. Madame Fr***, dont j'ai déjà
parlé, disait en crise, à M. le comte de
Lutzelbourg, son magnétiseur : « Dans
l'état où je suis, je sens que vous n'êtes
occupé qu'à me faire du bien ; votre influence magnétique agit sur toutes les
parties de mon être, et le plaisir que
je ressens est comme ayant dix sens au
lieu de cinq : votre volonté y ajoute toujours; mais comme ce fluide, constamment dirigé par votre pensée, dilate nécessairement mes nerfs et accélère la
circulation de mon sang, et que tout est
trop tendu dans cet état, ma vie se dévo-

rerait, et je crois que je ne pourrais résister à cet état, quelque heureux qu'il soit, plus de quarante-huit à cinquante heures. »

Quelques somnambules ont prétendu entendre une voix qui leur parlait au creux de l'estomac; c'est sans doute une des conséquences de la translation des sens à l'épigastre, qui est le plus grand point de réunion des influences vitales. Cette illusion, et diverses autres du même genre, a pu donner lieu à quelques vues hypothétiques de plusieurs magnétiseurs spiritualistes, mais sur-tout aux idées mystiques de ceux de la société exégétique de Stockolm; ce qui n'est point du tout surprenant dans un pays où les visions de Swedenborg avaient trouvé tant de partisans. Tenons-nous en garde contre de pareilles illusions, et ne cherchons point à faire dépendre d'une influence surnaturelle, un phénomène purement physiologique et soumis aux lois connues de la nature. Si ce phénomène se présente à nous, étudions-le avec attention, examinons-le avec le sang-froid d'une critique sévère et judicieuse ; ne lui supposons pas légèrement une réalité que la raison et la saine philosophie refusent d'admettre, et qui pourraient nous entraîner non seulement dans des conséquences préjudiciables à la science, mais encore dans une foule de raisonnemens aussi absurdes que ridicules.

Cette illusion dépend sans doute, en partie, de la manière dont le somnambule se rend compte à lui-même des nouvelles sensations qu'il éprouve, du mode de combinaisons auxquelles il les soumet, et du jugement qu'il en porte d'une autre part. Cette illusion peut n'être quelquefois, pour le somnambule, que le résultat de cette influence qu'exerce alors sur lui la pensée de son magnétiseur, et dont il n'est pour ainsi dire, dans quelques circonstances, que le miroir ou l'écho. Aussi a-t-on remarqué que tous les somnambules d'un même magnétiseur ou d'une même école, ont à peu près les mêmes opinions théoriques.

On sera plus à même d'asseoir son jugement sur un phénomène aussi extra-ordinaire, d'après l'observation suivante d'une personne qui croyait entendre une voix intérieure. Elle est rapportée par M. le professeur Pinel, qui a eu peut-être plus que personne l'occasion d'apprécier et de connaître les diverses espèces d'anomalies nerveuses et d'aliénations mentales. Cet exemple est d'autant plus instructif et plus intéressant, observe M. Pinel, que la malade qui en est le sujet, est pleine d'esprit et de sagacité.

Rendant compte de son état, dans un Mémoire très-détaillé : « Je ne puis expliquer, dit la malade, une partie des phénomènes mélancoliques que j'ai éprouvés que de la manière suivante : C'est comme si, dans mon ventre, était placé un ressort auquel tinssent tous les filamens, toutes les fibres de ma poitrine, de mon dos, de mes reins, de mes jambes, et

qu'une certaine secousse ferait tout mou-
voir à la fois. Le principe de tous mes
maux, ajoute-t-elle, est dans mon ventre;
il est tellement sensible, que peine, douleur, plaisir, en un mot, toute espèce
d'affection morale ont là leur principe.
Un simple regard désobligeant me blesse
dans cette partie, si sensiblement, que
toute cette partie en est ébranlée ; au
même instant, chaleur dans le dos, sueurs
aux aisselles, tremblemens, etc. Je pense
par le ventre, si je puis m'exprimer ainsi. »

Le fait bien plus extraordinaire encore
d'une voix intérieure est rapporté, par la
malade, avec une candeur rare, et mérite
de terminer cette suite bizarre d'anomalies nerveuses. « Je cède, dit – elle, au
désir de rendre compte d'une sorte de
phénomène dont je me garderais bien de
donner connaissance à l'homme peu instruit; mais je le crois digne d'être communiqué à l'observateur philosophe, s'il
veut bien se persuader que je respecte
trop ses lumières pour vouloir les exercer

sur des rêveries. Le matin, à mon réveil, et le soir, avant de m'endormir, les artères de ma tête étant plus vivement agitées, j'entends très-distinctement vers le derrière, ou au sommet de ma tête, une voix (je manque d'autre expression, ou plutôt je sens que celle-là seule est exacte). Cette voix donc rend des sons franchement articulés, construit des phrases qui présentent un sens rarement obscur ; levée sur mon séant, cette voix cesse de se faire entendre.

« Quoi qu'il en soit de cette singularité, je proteste que mes idées, ni aucune de mes facultés pensantes, n'y ont sciemment part ; et c'est en quoi cette bizarrerie devient pour moi quelque chose d'inexplicable. Cette singularité m'a fait naître une réflexion sur les temps d'enthousiasme et de crédulité ; et j'en ai conclu qu'inspirés, possédés, béates, illuminés, etc., n'avaient pu avoir pour tout commerce surnaturel que de semblables conversations avec leur cerveau échauffé, électrisé par une cause toute corporelle, cause difficile à découvrir, mais qui n'en est pas moins certaine par les faits dont je retrace l'image fidèle (1). »

Il est facile de sentir quelle analogie le fait que je viens de rapporter peut avoir avec le démon de Socrate et les génies familiers de quelques autres personnages célèbres.

Tout ce que nous avons dit précédemment du somnambulisme magnétique, nous prouve que, dans cet état, la sphère de nos sensations s'agrandit. Nos facultés intellectuelles acquièrent alors un nouveau degré d'énergie et d'activité. Notre intelligence embrassant plus d'objets, en saisit plus rapidement et plus facilement tous les rapports; voyant mieux, pouvant mieux apprécier nos sensations, nos raisonnemens deviennent nécessairement plus exacts et plus vrais; nous devons

_____

(1) Voyez *Nosographie philosophique*, t. ii, pag. 81 et suiv., 1re édition.

dès-lors juger plus sainement, et quelquefois même autrement que dans l'état
de veille où nos facultés physiques et
psycologiques sont infiniment plus cir-
conscrites.

Cependant il s'est trouvé des gens qui
se sont fait cette question : Est-il prouvé
que les somnambules aient des idées ? et
à l'appui de leur étrange opinion, ils ont
cité le passage suivant :

« Je suis bien éloigné de croire, dit
Buffon, que les somnambules, les gens
qui parlent en dormant, qui répondent
à des questions, soient en effet occupés
d'idées : l'ame ne me paraît avoir aucune
part à toutes ces actions ; car les somnambules vont, viennent, agissent sans
réflexion, sans connaissance de leur situation, ni du péril ni des inconvéniens
qui accompagnent leurs démarches ; les
seules facultés animales sont en exercice,
et même elles n'y sont pas toutes. Un
somnambule est, dans cet état, plus stu-

pide qu'un imbécille, parce qu'il n'y a qu'une partie de ses sens et de son sentiment qui soit alors en exercice, au lieu que l'imbécille dispose de tous ses sens, et jouit du sentiment dans toute son étendue. A l'égard de ceux qui parlent en dormant, je ne crois pas qu'ils disent rien de nouveau; la réponse à certaines questions triviales et usitées, la répétition de quelques phrases communes, ne prouvent pas l'action de l'ame : tout cela peut s'opérer indépendamment du principe de la connaissance et de la pensée. Pourquoi, dans le sommeil, ne parlerait-on pas? puisqu'en s'examinant soi-même, lorsqu'on est le mieux éveillé, on s'aperçoit, sur-tout dans les passions, qu'on dit tant de choses sans réflexion (1). »

Ne nous imaginons pas non plus que le somnambule devienne un être d'un

---

(1) *OEuvres complètes de Buffon*, tome IV, pag. 328.

ordre supérieur ; ce serait encore une opinion erronée. Le somnambulisme ne nous
fait pas changer de nature. Les raisonnemens que l'on fait, les jugemens que l'on
porte dans cet état, sont toujours analogues à la disposition de l'esprit et de
l'ame de la personne qui s'y trouve. Elle
y fait voir son caractère, son tempérament, sa façon de penser et ses connaissances. Le somnambule retrouve dans sa
mémoire le souvenir des choses qu'il avait
sues, et quelquefois même oubliées depuis long-temps dans l'état de veille. Le
somnambule rend compte des sensations
nouvelles qu'il éprouve ; il dit ce qu'il voit,
ce qu'il sent ; mais les mots propres à exprimer ses idées ne lui sont pas toujours
connus : ces mots sont, pour nous-mêmes,
de pure convention, et nous ne les sau-
rions pas, si nous ne les avions pas appris.

Il n'est donc pas étonnant que le somnambule, en indiquant la nature et le
siége de son mal, sans se tromper aucune-
ment à cet égard, se serve souvent de

mots impropres. Ses descriptions, s'il n'est
point anatomiste, seront bien loin d'avoir
cette précision, cette exactitude scienti-
fique que les gens de l'art se croiraient en
droit d'exiger. S'il aperçoit dans la poitrine une vomique, une tumeur sanguine,
il pourra dire, au lieu de se servir de ces
termes techniques, qu'il voit une *boule*
de sang ou de pus ; et alors, pour ceux
qui ont l'habitude de se moquer de tout,
ce sera un nouveau sujet de sarcasmes et
de mauvaises plaisanteries.

Il apercevra quelquefois dans un champ,
et même à plusieurs lieues de distance, la
plante qui doit le guérir ; il vous en don-
nera une description assez exacte ; il la
reconnaîtra si vous la lui présentez en
crise ; mais comment en dirait-il le nom,
s'il ne l'a jamais su ? Un télescope nous
fait voir, à une assez grande distance, une
ferme, un moulin ou autres objets que
nous n'apercevions pas à la vue simple ;
mais cet instrument nous donne-t-il la
faculté de nommer par leur nom ceux

auxquels ils appartiennent, ou qui les habitent, si ces noms nous sont inconnus? Comparons les phénomènes du somnambulisme avec ceux qui se manifestent dans l'état de veille, avec ce qui se passe dans le sommeil naturel, plus ou moins parfait, et nous verrons alors une grande partie du merveilleux s'évanouir. Mesmer a bien senti toute l'importance de ces rapprochemens, et s'en est occupé. (Mémoire déjà cité.) Il cherche à rattacher les divers phénomènes de l'état de veille, de sommeil et de somnambulisme plus ou moins complet, aux principes fondamentaux de sa théorie; il regarde le somnambulisme comme une crise salutaire; mais il se récrie avec raison contre l'abus et les dangers de la provoquer indiscrètement et sans nécessité.

Je viens d'offrir le résumé des principaux phénomènes du somnambulisme magnétique, dont plusieurs faits accessoires très-intéressans se trouvent consignés dans les écrits des magnétiseurs que j'ai cités. Il faut également lire un morceau très-curieux sur le somnambulisme, et qui est un résumé des crises d'une somnambule d'Allemagne. Ce morceau fait partie d'un précis de l'histoire du magnétisme animal, et se trouve inséré dans les Numéros XLIV à XLVII des *Annales du magnétisme*. Je me propose, dans le chapitre suivant, de comparer les phénomènes du somnambulisme magnétique avec ceux du somnambulisme naturel, et avec ceux que les praticiens avaient observés dans plusieurs maladies nerveuses, à une époque où l'on ne s'occupait pas encore du magnétisme.

CHAPITRE II.

Somnambulisme naturel, extase, cata-
lepsie, seconde vue, convulsionnaires.

La science de l'homme offre un champ
si vaste à parcourir, qu'il aurait été presque impossible de connaître et d'apprécier
les lois de son organisation, si l'on n'avait
pas cherché de bonne heure à les ramener
à un principe fondamental. Mais quelle
route devait-on suivre pour y parvenir?
Au milieu de tous les rapports qui lient
entre eux nos divers organes, qui enchaî-
nent nos différentes fonctions; au milieu
de toutes ces *animations* particulières,
comme s'expriment quelques physiologistes, on se demande quelle est la cause
première qui met en jeu tous ces ressorts
différens, pour les faire concourir à un
seul et même but. La vie ne serait-elle,

d'après les documens des matérialistes,
qu'un mode particulier des lois du mouvement? Non, sans doute; la raison se
refuse à admettre une opinion sujette à
tant d'objections, à tant de difficultés in-
surmontables. La moralité de l'homme
vient elle-même détruire les raisonnemens
captieux du matérialisme. Tout en niant
l'existence d'un principe immatériel, dont
l'essence est la pensée, dont le mode d'action qui nous en dévoile toute la puissance est l'énergie même de notre volonté,
le matérialiste nous fournit lui-même des
preuves de facultés intellectuelles qui ne
peuvent être le résultat de combinaisons
ou d'attributs matériels.

Stahl, un des plus beaux génies dont
s'honore la médecine, avait senti toutes
ces difficultés; il se livra à de longues et
savantes méditations, avec l'espérance de
combattre ces difficultés et de les vaincre.
Les aperçus lumineux de plusieurs philosophes théistes, les conceptions ingénieuses de la philosophie leibnitzienne,

quelques vues et documens de Van-Hel-
mont, fournirent à Stahl les principaux
élémens d'une théorie qui porte son nom.
Pour mettre à même les magnétiseurs de
saisir toute l'importance des idées de Stahl,
les rapports que les phénomènes du somnambulisme magnétique ont avec sa doctrine, je vais mettre sous leurs yeux un
précis de l'exposé que j'ai fait de la théorie
de Stahl, dans mon *Essai sur la philosophie médicale.*

« Stahl admet (1), comme un des principaux documens de sa doctrine, que
l'ame préside à la formation du corps,
qu'elle le nourrit, le conserve, le meut,
et peut même le guérir dans les diverses
maladies auxquelles le temps et les circonstances le rendent sujet. L'homme ne
pouvait être, aux yeux de Stahl, une
simple machine organisée, et n'obéissant
qu'aux lois de masse, de grandeur et de

____

(1) *Phil. méd.*, p. 27.

vitesse. L'homme était, pour lui, un être mixte, en relation avec tous les objets extérieurs au milieu desquels il se trouve placé, et doué de la faculté de pouvoir se mettre en communication avec eux, à l'aide des sens et de tous les organes dont l'ensemble et la réunion forment son corps; soumis, d'une part, à toute l'influence des causes physiques, aux circonstances rigoureuses de figure et de situation; de l'autre, rompant, en quelque sorte, les liens de cette dépendance matérielle, et s'élevant, par la pensée et le raisonnement, jusqu'à l'idée de l'infini et de l'absolu.

« Il ne suffisait pas à Stahl d'avoir considéré le corps comme un instrument dont se sert l'ame pour établir une sorte d'union, de communication entre le monde intellectuel et le monde matériel; il lui était encore réservé de nous montrer, d'une manière satisfaisante, que toute sensation devient pour nous une cause de peine ou de plaisir, et que nous sommes en conséquence déterminés à produire

les mouvemens propres à nous rapprocher de ce qui nous est agréable, et à nous
éloigner de ce qui nous déplaît ou peut
nous nuire.

« De cette manière, nous sommes ramenés sans cesse au dogme si précieux et
si salutaire des causes finales, et nous
voyons se placer alors, sans la moindre
confusion, sous la dépendance des lois du
libre arbitre, tous les actes volontaires
qui constituent et caractérisent notre moralité. Nous sommes alors à portée de
suivre l'enchaînement admirable de ces
lois et de toutes ces convenances qui spé-
cifient, dans l'ordre social, et nos droits
et nos devoirs.

« La doctrine de Stahl, dit M. Brès, en
rendant compte de mon ouvrage (1), est
celle qui donne à la carrière médicale le
plus bel aspect. C'est de tous les systèmes
celui qui aura le plus grand nombre de

____

(1) *Journal de médecine* de M. Le Roux, juillet 1815.

(137)

partisans, parce qu'il plaît à l'imagination,
sans trop égarer la raison. Mais, trop souvent, on est porté à regarder cette théorie
plutôt comme la poétique de l'art que
comme sa philosophie. La grande idée de
l'autocratie de la nature sera toujours
très-utile à l'étude de la médecine; elle
est pour le médecin ce que la Providence
est pour le moraliste. »

Cependant, malgré l'enchaînement des
principes de Stahl, malgré l'application
qu'il est facile d'en faire aux phénomènes
les plus étonnans de l'économie animale,
une foule d'objections se sont élevées contre la partie métaphysique de sa théorie.

« Comment l'ame, a-t-on dit (1), peut-
elle présider à la formation du corps, le
nourrir, le conserver, le guérir même,
sans que nous ayons conscience, en aucune manière, des actes qui sont relatifs

______

(1) Voyez *Phil. médicale*, p. 29.

à toutes ces fonctions? Comment expliquer alors le sommeil, les rêves, le délire
dans les fièvres, les aliénations mentales,
la perte de la mémoire, dans certaines
circonstances, et sur-tout par l'effet d'un
grand âge ? L'ame peut-elle être la même
dans l'enfance, dans l'âge mûr et dans la
vieillesse? Où réside-t-elle, et par quel
moyen peut-elle agir sur le corps ?

« Stahl ne s'est sûrement point dissi-
mulé qu'il lui était impossible de connaître l'essence de l'ame, mais il lui suffisait de s'arrêter aux principes sur lesquels
tous les philosophes sont à peu près d'accord : c'est que tous les phénomènes de
notre existence se rapportent à la faculté
de sentir et de vouloir. Ces deux facultés
sont des attributs essentiels de l'ame, et
développent successivement, dans toutes
leurs variétés, les phénomènes secondaires
de notre organisation. Les objets extérieurs ne sont que les causes occasionnelles de ce développement, dont l'acte
suppose nécessairement un pouvoir anté-

rieur ; sans cette condition, toutes nos idées de liberté s'évanouiraient comme d'elles-mêmes, et n'auraient plus qu'une existence nominale. Ce caractère de moralité sur lequel se fondent nos devoirs envers Dieu, nos semblables et nous-mêmes, ce caractère qui nous distingue de la brute, ne serait plus qu'illusoire, et le domaine de la raison cesserait d'être le partage de l'homme. »

Il en est des lois auxquelles sont soumises nos facultés intellectuelles, comme de toutes celles de la nature. Elles nous sont inconnues dans leur essence, et ne se manifestent à nous que par les phénomènes qui en dépendent. Ce qui devrait, à bien des égards, reconcilier les médecins avec les merveilles du somnambulisme magnétique, c'est que les phénomènes d'isolement, de concentration, de visions et pressensations magnétiques, ne diffèrent point de ceux que l'on avait observés long - temps auparavant chez les somnambules spontanés, dans les extases, chez les personnes douées du phénomène de seconde vue, chez des cataleptiques, des épileptiques, des gens dans un état d'aliénation mentale, et dans plusieurs cas d'hystérie, ou autres affections nerveuses.

On s'obstinerait moins à traiter tous les phénomènes du somnambulisme magnétique de rêveries; ils paraîtraient moins obscurs, moins inintelligibles, si on voulait, avec Stahl et de Grimaud, un des célèbres professeurs de l'école de Montpellier, qui avait le mieux apprécié tous les avantages de la doctrine de Stahl, si on voulait, dis-je, se prêter à distinguer dans l'ame deux sortes de connaissances ou d'idées; les unes *simples, intuitives,* antérieures à tout exercice des sens; idées *d'instinct,* s'il est permis de s'exprimer ainsi, qui existent dans l'ame sans que nous en ayons habituellement conscience, et qui ne peuvent se prêter à aucune espèce de comparaison, tant que nous restons dans l'état ordinaire ; les autres *ré-fléchies*, et qui sont les seules sur lesquelles, dans l'état ordinaire, la mémoire et le raisonnement puissent s'exercer, parce que l'ame les doit à l'action des objets extérieurs sur les sens.

Dans l'état de crise somnambulique parfaite, l'ame acquiert la conscience de ces idées que nous venons de nommer intuitives ; elle les soumet avec facilité aux combinaisons dont elles sont susceptibles, nous en développe, avec plus ou moins de précision, les rapports, sans que la conscience du *moi* cesse d'être alors la même que dans l'état ordinaire. Mais l'ame ne manifeste plus le souvenir de toutes ces idées, de toutes ces sensations, quand elle sort de l'état de somnambulisme. C'est un fait positif constamment observé par tous les magnétiseurs, et qu'on ne peut se refuser d'admettre comme une des lois de l'organisation animale.

M. le marquis de Puységur, et plusieurs autres magnétiseurs, ne tardèrent point à remarquer l'analogie qui existait entre les phénomènes du somnambulisme magnétique et ceux que présente le somnambulisme naturel, ainsi que plusieurs autres affections nerveuses. Ils se sont occupés de recherches qui les ont mis à même d'offrir à cet égard des rapprochemens intéressans. Je ne m'arrêterai point aux détails des faits qui concernent le somnambulisme naturel, ils sont assez généralement connus; d'ailleurs on peut facilement consulter sur ce sujet les Numéros XXVII, XXVIII, XXX et XXXI des *Annales du magnétisme*. On y trouvera les faits les plus importans de ce genre, très-judicieusement réunis.

« Ces faits, comme le remarquent les rédacteurs de ces Annales, prouvent que, si le somnambulisme est produit plus communément par le magnétisme animal, il peut l'être néanmoins de diverses autres manières. Nous l'avons en effet retrouvé dans le noctambulisme; nous

l'avons vu naître de lui-même et s'enter,
pour ainsi dire, sur un état de maladie,
pour soulager la nature et hâter la guérison ; nous l'avons vu même se rendre aux
simples efforts de la volonté et à l'impulsion de l'habitude ; nous l'avons reconnu
dans l'inspiration des Pythies, et dans les
oracles qui devaient leur existence aux
vapeurs souterraines et aux narcotiques.
Il est même vraisemblable que le somnambulisme est un et identique ; qu'il peut
être provoqué de différentes manières,
mais que, lorsqu'il est produit, il est
exactement le même, sauf les degrés d'intensité et les variations qui peuvent naître
du tempérament et des diverses affections
du corps et de l'esprit.

« Mais il est une observation bien importante qu'il ne faut pas laisser échapper ;
c'est que, quelle que soit la cause du somnambulisme, on y trouve toujours ces
prévisions, ces pressensations qui nous
étonnent ; de manière qu'on peut croire
que cette disposition à pénétrer dans l'a-

venir, est une qualité inhérente à l'état de somnambulisme, quel que soit le principe de ce somnambulisme. »

Nul doute qu'il ne soit indispensable d'étudier les divers rapprochemens qui peuvent avoir lieu entre les phénomènes du somnambulisme magnétique, ceux du somnambulisme naturel et quelques autres affections nerveuses. Mais, pour se garantir de toute erreur, il faut spécifier les caractères distinctifs qui appartiennent isolément à chacun de ces différens états.

Le somnambulisme magnétique n'est certainement point un sommeil; tout le monde est forcé d'en convenir; on y observe une suspension complète des sens externes, mais sans exclure le libre exercice de la parole et des forces loco-motrices. La circulation et la respiration s'exécutent comme dans l'état de veille; la sensibilité du système dermoïde est sans altération, mais il y a une sorte d'isole-

ment, de concentration des forces sensitives à l'intérieur, et un plus grand développement des facultés intellectuelles. Les
raisonnemens sont plus faciles, plus précis et plus exacts dans toutes leurs conséquences. Alors se manifeste une vision
plus ou moins distincte d'objets qui n'affectent point nos sens dans l'état ordinaire,
une pressensation d'évènemens futurs plus
ou moins éloignés. Le somnambule magnétique est sous l'empire de la volonté
du magnétiseur qui le dirige ; revenu à
l'état naturel, oubli total de ce qui s'est
passé dans la crise somnambulique.

Dans le somnambulisme naturel, il y a
également suspension des sens externes,
libre exercice de la parole et des mouvemens loco-moteurs ; même sensibilité du
système dermoïde. L'isolement est, à la
vérité, moins complet, moins régulier ; la
concentration des forces sensitives à l'intérieur offre quelques anomalies ; les visions, les pressensations n'ont ni la même
étendue ni la même précision que dans

le somnambulisme magnétique. Quelquefois le somnambulisme naturel présente
des phénomènes qui se rapprochent de la
nature des songes. Le somnambule naturel est sous la seule dépendance des lois
de la nature, et n'est dirigé que par elle.
Après le paroxysme, même oubli total
de tout ce qui s'y est passé, comme dans
le somnambulisme magnétique.

La contemplation et l'*extase*, qui n'en
est, pour ainsi dire, que le complément,
offre des phénomènes analogues à ceux
qu'on observe dans le somnambulisme,
soit magnétique, soit naturel. La suspension des sens, ainsi que l'isolement, ne
sont pas toujours portés, il est vrai, à un
si haut degré, mais le plus souvent on
remarque une *immobilité* et une *insensi-
bilité* qui forment le caractère essentiel de
l'extase. Quelquefois on ne se souvient
point de ce que l'on a dit ou fait pendant
le paroxysme. Ce sont les longues méditations qui préparent à l'extase : des visions, qui ne sont le plus souvent que

les délires d'une imagination égarée, se joignent alors fréquemment à l'extase. Elle arrive ordinairement au moment où l'esprit est, pour ainsi dire, concentré dans ses propres idées, et s'en occupe avec la plus grande attention.

C'est alors que l'exaltation des facultés intellectuelles, mais sur-tout de cette sensibilité morale qui fait si souvent le bonheur ou le tourment de notre existence, absorbe en quelque sorte toutes les sensations d'un autre ordre. La vie semblerait, dans ces circonstances, comme concentrée toute entière à l'intérieur. Aussi l'extase nous offre-t-elle souvent les symptômes d'une défaillance, d'une asphyxie, d'une agonie, quelquefois même d'une mort apparente.

« Les extases sont plus ou moins fréquentes dans les affections nerveuses. Elles prennent un caractère sublime et contemplatif, si, pendant la veille, l'ame élève ses méditations sur les grandeurs de la Divinité ; elles sont érotiques si le cœur et l'esprit se nourrissent d'amour ; elles prendront le caractère de satyriasis, de la nymphomanie, si les idées de ce genre prédominent, quoique, dans l'état naturel, la raison et la décence en répriment le plus ordinairement l'effusion. »

La *catalepsie*, que quelques auteurs ont nommée *essentielle*, offre les symptômes suivans : perte absolue des sens et des mouvemens volontaires, sans fièvre ; aptitude des membres thorachiques et abdominaux, à rester et à se maintenir dans l'attitude où on les met, pourvu néanmoins que tout le corps soit en équilibre. La cataleptique dont Sauvages fait mention, présente plusieurs phénomènes physiologiques du plus grand intérêt.

« Quoique cette fille eût, dit-il, les yeux ouverts, un coup de la main, appliqué brusquement au visage, ne lui fit pas faire la moindre grimace, et n'interrompit point

le fil de son discours. Je portai, ajouta-
t-il, rapidement le doigt contre l'œil;
j'en approchai une bougie assez près pour
brûler les cils des paupières, mais elle ne
clignota seulement point. Une personne
cachée poussa tout à coup un grand cri
vers l'oreille de cette fille; en tout autre
temps elle aurait tremblé de frayeur,
mais alors cela ne produisit rien. Enfin,
je mis dans sa bouche de l'eau-de-vie, de
l'esprit de sel ammoniac; j'appliquai sur
la cornée même la barbe d'une plume et
le bout du doigt, mais sans succès. Le
tabac d'Espagne soufflé dans le nez, les
piqûres d'épingles, etc., faisaient sur elle
le même effet que sur une machine. Cependant, au milieu de toutes ces rudes
épreuves, cette fille parlait d'un ton plus
animé et plus gai. »

On observe des phénomènes absolument semblables dans l'histoire de cette
femme cataleptique dont Tissot parle
dans son *Traité des nerfs*. Cette femme

paraissait immobile; on la secouait, on la pinçait, on la tourmentait, on lui mettait sous les pieds un réchaud de feu, on lui criait même qu'elle gagnerait son procès, nul signe de vie. Cet état durait trois à quatre heures.

La catalepsie dite *hystérique*, et sur laquelle le docteur Petetin, de Lyon, a publié des observations intéressantes, offre une analogie plus frappante encore avec les phénomènes du somnambulisme magnétique.

« Pendant l'accès, nous dit-il, la malade percevait toutes ses sensations au creux de l'estomac. Elle transportait là le sens de la vue, du goût, de l'odorat, du toucher. Ils y jouissaient d'une délicatesse extrême; rien n'échappait à leur recherche. Son intelligence, loin de s'anéantir, semblait tout embrasser. Elle voyait ses organes intérieurs, déterminait avec précision leur forme, leur mouvement; annonçait le retour de ses accès, leur durée, et toutes les particularités qui devaient les accompagner. Ce qu'il y a de plus extraordinaire encore, c'est qu'après s'être mis en rapport de contact avec elle, en appliquant un doigt sur le creux de l'estomac ou sur le gros orteil, il suffisait de faire une question à voix basse, et même *une question mentale,* pour obtenir une réponse. »

Il ne manque à cette observation que l'influence intentionnelle et déterminée d'un magnétiseur pour la faire rentrer dans la classe des phénomènes observés si souvent dans le somnambulisme magnétique.

Un phénomène non moins curieux, non moins-extraordinaire, et qui mérite de trouver place ici, est celui de seconde vue, *second sight;* il en est question dans l'ancienne Encyclopédie. Le célèbre Johnson, auteur très-estimé parmi les Anglais, raconte le fait suivant, qu'il a recueilli dans son *Voyage aux Hebrides* (1):

---

(1) Un vol. in-8°. Paris, J. G. DENTU.

« Un gentilhomme m'assurait qu'ayant
une fois entrepris un voyage hors de son
île, un de ses domestiques de labourage
avait prédit son retour et désigné la livrée
de son valet, qu'il n'avait jamais portée à
la maison, et que son maître lui avait
donnée dans le cours du voyage, sans des-
sein prémédité. »

La *seconde vue* est une impression
donnée par l'esprit aux yeux, ou par les
yeux à l'esprit, au moyen de laquelle les
objets éloignés ou futurs sont aperçus
comme présens. Un homme en voyage,
loin de chez lui, tombe de son cheval; un
autre, que je suppose à l'ouvrage aux environs de la maison du premier, le voit
baigné dans son sang, et se représente
même ordinairement le paysage et l'en-
droit où l'accident arrive. Quelquefois
c'est en conduisant son bétail, en prome-
nant son oisiveté, ou se tenant assis au
soleil, qu'il est *subitement* frappé de l'ap-
parition d'une noce ou d'une procession
funèbre. Il compte même les personnes

du deuil ou de la fête; s'il les connaît, il dit leurs noms; s'il ne les connaît pas, il dépeint leurs habillemens. Par cette faculté, les choses absentes sont aperçues au moment où elles arrivent. Quant à celles qui doivent arriver, je ne sais s'ils ont des règles pour déterminer le temps qui doit s'écouler entre la prédiction et l'évènement.

A ces réflexions judicieuses de Johnson, il faut ajouter que cette faculté n'est ni volontaire ni constante. Ces apparitions ne sont point à volonté; on ne saurait ni les commander, ni les retenir, ni les rappeler; l'impression en est soudaine, l'effet souvent très-pénible. Il serait sans doute bien facile de ramener à une même cause, dont ils émanent tous, un grand nombre de faits analogues; ceux mêmes de visions et d'apparitions extraordinaires, dont on trouve des exemples dans les auteurs anciens et modernes, et qui se manifestent soit dans l'état de veille, soit en songe. Plusieurs somnambules magné-

tiques nous en ont présenté du même
genre. Je me suis déjà suffisamment expliqué à cet égard, pour qu'on puisse spécifier le caractère distinctif de ces faits,
qui n'ont rien de surnaturel, et leur assigner, dans la classe des phénomènes *phy-
siastiques*, le rang qu'ils doivent y occuper.

Les visions extatiques des moines du
mont Athos, celle des théosophes ou illuminés, l'histoire connue des religieuses
de Loudun, celle non moins célèbre des
convulsionnaires, et qui présente le phénomène d'une invulnérabilité presque in-
croyable, plusieurs faits recueillis d'une
étude suivie de diverses aliénations mentales, nous offrent également des rapprochemens très-curieux avec le somnambulisme magnétique. Ce sont des phénomènes
très-surprenans, du plus grand intérêt,
et il est essentiel que le physiologiste en
fasse sans cesse le sujet de ses méditations. Mais on ne s'est le plus souvent
occupé de réunir les faits de ce genre, ou

(155)

plutôt de les confondre avec le somnambulisme magnétique, que dans l'intention
de pouvoir dire que *tous les genres de
folie, d'aberrations de la sensibilité ou
de l'intelligence, ne forment qu'une seule
et même famille.*

On ne saurait se méprendre à cet égard
sur les intentions de l'auteur de l'article
*Convulsionnaire.*Tout en avouant(1)*qu'il
est impossible de convaincre les magnétiseurs de fausseté, il les regarde, de
leur aveu,* ajoute-t-il, *comme une espèce
de convulsionistes.* J'ignore s'il est des
magnétiseurs qui lui ont fait cet *aveu,*
puisqu'il ne les nomme pas. Presque tous
ont été sans doute frappés de l'analogie
qui existe entre quelques phénomènes
des convulsionnaires et ceux qu'offre le
somnambulisme magnétique ; ils ont vu
des faits qui se rapprochent, sans se confondre, sans être identiques ; ils ont vu
chez les *convulsionnaires,* d'après les re-
lations qui se sont transmises jusqu'à nous,

____

(1) *Dict. des sciences médicales,* t. vi, p. 216.

des aberrations de cette puissance magnétique dont ils savent, à leur volonté, régulariser les effets ; mais jamais ils n'ont
pu dire qu'ils fussent eux-mêmes des
convulsionistes. Jamais ils ne l'ont dit,
parce qu'ils ne le croient pas, et que cela
est évidemment faux.

Tous les raisonnemens, tous les efforts
de l'auteur de l'article en question, se di-
rigent vers ce but : ranger les phénomènes
du magnétisme dans la catégorie de *ces
folies sérieuses opérées à Saint-Médard*,
les réunir à ces *hideuses facéties* qu'il a
montrées *dans toute leur laideur, et à
l'aspect desquelles l'esprit*, nous dit-il,
se révolte.

Doit-on lui supposer l'arrière-pensée
de faire croire à ses lecteurs, qui ne connaissent pas le magnétisme, que, dans
un traitement magnétique, l'exercice de
la *planche*, du *caillou*, etc., nous sont
familiers, qu'on y administre ordinairement ce que les convulsionnaires appe-
laient les *grands secours*, c'est-à-dire des

coups violens sur l'estomac avec un chenet pesant de vingt à trente livres ? A-t-il voulu faire entendre que tous les magné-tisés *aboyaient, miaulaient, gambadaient, grimpaient sur les murailles, jetaient,* comme on dit, des cris de *possédés?* etc.

Pourquoi, sans un examen impartial, sans jamais nous donner les moindres preuves de cet esprit de réserve et de mc-dération, de cette judicieuse et sévère critique, qui, seuls, peuvent répandre des lumières sur ce qu'il y a d'obscur, dévoi-ler les erreurs et faire briller la vérité dans tout son éclat; pourquoi, dis-je, mettre, dans une discussion aussi impor-tante, un acharnement et une morgue dont le discrédit retombe tôt ou tard sur ceux qui s'y abandonnent ? Pourquoi se laisser entraîner par des préventions qui prouvent, jusqu'à l'évidence, qu'on ne connaît ni les principes ni la pratique du magnétisme? Est-ce bien dans la sincérité de sa conscience qu'il ose dire, même ar-ticle, p. 220, que les faits du magnétisme

*viennent effrayer de nouveau la raison,
et sont présentés à la crédulité publique
comme servant de fondement à des erreurs non moins dangereuses peut-être
que celles des convulsionnaires du dernier
siècle ?*

Quel motif raisonnable peut-il avoir
pour se plaire à identifier, en quelque
sorte, et sans aucune espèce de distinction, les procédés et les effets du magnétisme avec les *possessions*, les *fascinations*, les *sortilèges ?* etc. *Il est assez
curieux*, nous dit-il p. 229, *que les magnétiseurs et les sorciers emploient exactement les mêmes moyens extérieurs pour
produire leurs fascinations.* Malgré toute
l'absurdité et l'inexactitude d'un pareil
rapprochement, on aime cependant à se
persuader qu'il ne croit pas plus que les
magnétiseurs à l'existence des sorciers.

Ne voulant entrer, sous aucun rapport,
en composition avec les partisans du magnétisme, on se renferme dans un cercle
vicieux ; on se retranche dans une série

de raisonnemens qui y ramènent sans cesse; on nie à outrance ce qu'il serait si facile de vérifier soi-même; on repousse, avec une jactance au moins ridicule, toutes les observations de ceux qui, ayant des opinions contraires aux nôtres, nous présentent cependant une foule de faits incontestables à l'appui; se conduire ainsi n'est-ce pas prouver au public que l'on a pris pour texte de tous ses écrits, de tous ses raisonnemens :

Nul n'aura de l'esprit que nous et nos amis!

Et puis on nous rappelle, à tout propos, *cet anathème lancé contre le magnétisme par le savoir et la raison!!* Je respecte infiniment, pour ma part, le *savoir* et la *raison;* mais ne peuvent-ils pas quelquefois se tromper? Le magnétisme fut examiné et jugé chez le docteur Deslon, qui ne connaissait pas même la théorie de Mesmer; il n'avait à présenter aux commissaires aucun fait relatif au somnambulisme magnétique, inconnu à cette époque.

Dans l'état actuel des choses, si l'on est
de bonne foi, si l'on n'a en vue que le
bien public, il faut regarder les rapports
des commissaires comme insuffisans pour
juger le fond de la question, et, en quelque sorte, comme non avenus; mais c'est
une vérité dont ne veulent point encore
convenir certains antagonistes du magnétisme. On les voit sourire à l'idée d'avoir
écrasé la tête de ce serpent magnétique,
qui, cependant, *se relève avec fierté, siffle
ses ennemis,* et, s'entortillant *autour du*
LILUUS, *devient le serpent sacré d'Escu-
lape, le symbole de la vie et de la santé.*

~~~~~~

TROISIÈME SECTION.

CHAPITRE PREMIER.

*Considérations sur les preuves de la puis-
sance curative du magnétisme.*

ON rencontre assez généralement, dans
la société, une classe malheureusement
nombreuse de personnes qui, se laissant
entraîner par leurs passions, leurs préjugés, le vertige même de la mode, ap-
prouvent ou condamnent quelquefois sur
un simple *oui-dire*; mais il s'en trouve
toujours aussi un petit nombre qui résis-
tent avec persévérance à cette fâcheuse
impulsion. Ils se persuadent qu'*une vérité est toujours une vérité, et que, tôt ou
tard, son flambeau perce les nuages de
l'erreur, de l'ignorance ou de l'envie.* Si
trop souvent la raison nous trompe et
~~~~~~

nous égare, si nous n'avons que trop acquis le droit de la récuser, au moins la
conscience ne nous trompe-t-elle jamais!
Se livrer, en silence, à la recherche et à
l'étude de la vérité, est, depuis long-temps,
la seule consolation de ceux qui se sont
consacrés à la pratique du magnétisme;
cependant on ne cesse de donner, de leur
zèle et de leurs intentions, une interpré-
tation fausse et déraisonnable. On tourne
en ridicule tous leurs écrits; on ne répond
à des faits que par des outrages : mais *il
est des outrages*, a dit un magistrat illustre, *dont la cause honore et dont il est
permis de se glorifier.*

L'enthousiasme avait accueilli en France
les premiers efforts et les premières tentatives de Mesmer. Paraissent les rapports
des commissaires ; et, à cet enthousiasme, succède bientôt ce discrédit public, qui, jusqu'au tombeau, ne cessa
d'abreuver Mesmer de toute son amer-
tume. Une découverte qu'il avait présentée
comme importante et utile, n'est plus

signalée, de toutes parts, que sous les couleurs d'un charlatanisme dangereux. On
fait planer le ridicule sur la tête de tous
les partisans de ce magnétisme, qu'on
aurait dû mieux étudier dans le temps
et juger avec moins de précipitation; on
repousse toutes les réclamations des magnétiseurs; on rejette avec dédain tous
les faits positifs; on ne tient pas même
compte du refus motivé que fit l'un des
commissaires (1) de signer le rapport de la
Société de médecine; et si, d'après les témoignages les plus authentiques, les moins
récusables, on n'ose pas nier les cures
nombreuses que le magnétisme avait opérées, pour se tirer d'embarras on les fait
dépendre de causes qui ne pouvaient y
avoir aucune part.

On aurait cru que la découverte du
somnambulisme magnétique, dont Mesmer n'avait point parlé, et dont les commissaires ne s'étaient par conséquent point

____

(1) M. de Jussieu.

occupés, éveillerait l'attention de ceux qui tiennent pour ainsi dire, entre leurs mains, le sceptre des sciences. On osait espérer qu'ils solliciteraient eux-mêmes un nouvel examen; il n'en fut rien. Ils gardèrent le silence. Leur arrêt se maintint dans toute sa rigueur, et se maintient même encore à quelques égards, si l'on en juge par cette *défaveur* dont certaines gens s'empressent toujours d'entretenir, dans l'esprit public, les fâcheuses influences.

Quelque extraordinaires, quelque merveilleux que soient les phénomènes que présentent le magnétisme, et sur-tout le somnambulisme, on ne croit plus cependant devoir les rejeter tous sans distinction, puisqu'en effet les Annales de la médecine nous offrent un assez grand nombre de faits du même genre. Cette comparaison de faits analogues, en sauvant un peu l'amour-propre de quelques antagonistes du magnétisme, laisserait entrevoir des moyens de rapprochement, et permettrait d'espérer une réconciliation plus ou moins prompte. Mais l'amour-propre, comme on l'a dit, fait rarement un pas en arrière.

On admettra volontiers, disent quelques-uns de nos adversaires, l'isolement, la concentration, et plusieurs autres faits du somnambulisme magnétique ; on pourra bien même ne pas nier tout à fait quelques circonstances des visions, des pressensations des somnambules ; mais vos prétentions curatives, vos somnambules médecins! Quelle folie! quelle absurdité! Peut-on y croire? C'est là la plus grande difficulté; c'est le point le plus important, et sur lequel nous ne pouvons jamais être d'accord avec vous.

Sans doute que tous ceux qui se sont consacrés à la pratique du magnétisme, qui en ont eux-mêmes apprécié les effets, qui ont vu s'opérer, sous leurs yeux, un plus ou moins grand nombre de cures, sont bien convaincus qu'ils ne sont pas des *charlatans*, qu'ils ne sont point atteints de folie, et que, d'après toutes les précautions qu'ils ont prises pour vérifier les faits, ils n'ont pas été *dupes*. De leur part, le simple énoncé d'un fait suffit, aux yeux des personnes qui professent la même doctrine, qui, comme eux, pratiquent ou ont pratiqué le magnétisme; le simple énoncé d'un fait suffit, dis-je, pour le faire admettre, parce qu'il est du même ordre que ceux dont ils sont journellement témoins; mais il ne peut en être de même pour la classe très-nombreuse des incrédules, dont beaucoup ne veulent point voir, et dont un assez grand nombre voient mal.

La confiance que nous devons accorder nous-mêmes à des faits qui semblent merveilleux, celle que nous pouvons attendre des personnes qui n'en ont point été les témoins, tient à des principes qui se basent : 1° sur la nature des faits; 2° sur le nombre des témoins, leur caractère, leur moralité, leurs divers intérêts et l'accord unanime des circonstances qui, racontées séparément, se trouvent ou les mêmes ou parfaitement analogues. M. Deleuze s'est occupé, dans le 2ᵉ chapitre de son *Histoire critique du magnétisme*, de cette importante discussion avec sa sagacité ordinaire ; et j'y renvoie volontiers le Lecteur, pour tous les éclaircissemens qui peuvent le satisfaire.

En annonçant le magnétisme comme un remède universel, comme un moyen infaillible de guérir toutes les maladies, je crois, et plusieurs magnétiseurs éclairés sont de mon avis, qu'on s'est livré, par excès de zèle, à une idée systématique que l'expérience est encore bien loin d'avoir confirmée. On a sans doute déjà beaucoup fait pour constater les effets curatifs du magnétisme ; mais, par cette raison même, il devient de plus en plus indispensable d'introduire, dans l'examen des faits magnétiques qui prouvent la réalité d'une puissance curative, *cette balance nécessaire entre les tentatives heureuses et malheureuses, sans laquelle on ne peut rien apprécier, rien juger en mé-decine.*

D'après ma propre expérience, je me crois en droit de regarder le magnétisme comme un moyen curatif infiniment précieux dans un très-grand nombre de maladies. Mais je suis loin de penser qu'il puisse également réussir dans toutes, et toujours être couronné de succès. Déjà M. Deleuze s'est expliqué ouvertement à cet égard avec une franchise qui, en dévoilant la pureté de ses intentions, donne un nouveau mérite à ses talens et aux nobles sentimens de son cœur.

« On croirait que le magnétisme, nous dit-il (1), guérit toutes les maladies, à moins qu'elles ne soient la suite d'une lésion d'un organe essentiel, comme le cœur ou le poumon ; c'est une erreur.

« Parmi les malades qui se soumettent au traitement magnétique, plusieurs se trouvent peu à peu soulagés ou guéris,

____

(1) *Hist. critique du magnétisme*, tome 1er, p. 137 et suiv. ; 2 vol. in-8°. Paris, J. G. Dentu.

sans avoir éprouvé rien qui démontre une
action. Un vingtième à peu près deviennent somnambules; mais, parmi ceux-ci,
il en est à peine un sur cinq qui parvienne
à ce degré de clairvoyance dont on trouve
tant de descriptions dans les ouvrages de
MM. de Puységur, et dans les *Mémoires
de la Société de Strasbourg*.

« Quelquefois le magnétisme ne produit
aucun effet; d'autres fois il produit des
effets apparens, sans qu'il en résulte rien
pour le bien du malade. Souvent il sou-
lage sans guérir; souvent il produit des
crises qui peuvent inquiéter, et dont on
ne voit pas l'utilité; souvent enfin il guérit
radicalement, mais après un traitement
fort long, et qui a exigé beaucoup de cons-
tance. Je sais qu'on a opéré des guérisons promptes et même instantanées;
c'est lorsqu'il suffit de donner une nouvelle impulsion pour déterminer une crise
à laquelle la nature était disposée.

« Dans les maladies incurables, il arrive
souvent que l'action du magnétisme pro-

duit un changement très-heureux. Les symptômes les plus alarmans disparaissent, une crise favorable s'annonce, un doux sommeil rend des forces, etc. Alors le magnétiseur se flatte de s'être rendu maître de la maladie; il se livre à l'espérance : il annonce la guérison aux parens, aux amis ; mais bientôt les symptômes funestes reparaissent dans toute leur intensité, le magnétisme n'a plus d'action, ou même il fait mal, et le malade succombe à la violence de la maladie. »

Comme preuves de toutes ces judicieuses réflexions, M. Deleuze cite plusieurs faits dont il faut lire les détails dans son ouvrage. On peut y joindre l'exemple de mademoiselle Schloper, atteinte de phthisie pulmonaire, et magnétisée par M. le baron de Landsberg. Madame Fr*** l'avait jugée, dans une crise somnambulique, perdue sans ressource ; et cette jeune personne mourut en effet peu de temps après, victime de cette cruelle maladie. A ces faits se rattache aussi le traitement négatif de madame de Villeneuve, par M. de Lauzanne; ce traitement est inséré dans les *Annales du magnétisme* (1).

J'ai recueilli moi-même un petit nombre d'exemples à l'appui des effets négatifs du magnétisme; entr'autres celui d'un enfant dont la jambe droite était restée paralysée par suite d'une maladie antérieure. Cet enfant se portait bien d'ailleurs; il a été magnétisé long-temps, et sans aucune espèce de succès. J'ai aussi traité quelques personnes dont le magnétisme a soulagé les maux, mais sans les guérir. J'observerai néanmoins que souvent les malades s'impatientent, s'ennuyent, se découragent, et ne veulent point, ou ne peuvent pas donner suite à un traitement que la nature de leur maladie devait nécessairement rendre très-long.

D'ailleurs, dans l'origine de la découverte du magnétisme, et sur-tout depuis

____

(1) Collection composée de 48 n°s. Paris, J. G. Dentu.

qu'il fut si généralement décrié, les magnétiseurs se sont trouvés comme forcés
d'isoler de leur pratique tout moyen accessoire. Vous n'êtes donc pas fermes sur
vos principes, dans votre confiance au
magnétisme, n'aurait-on pas manqué de
leur dire, puisque vous employez les diverses ressources de la médecine ? On a
cherché souvent à faire valoir des objections de ce genre, pour inculper les prescriptions des somnambules *médecins*, nom
sous lequel on se plaît quelquefois à les
désigner, soit qu'ils s'ordonnent pour eux-
mêmes les médicamens qu'ils jugent nécessaires, soit qu'ils en indiquent aux
personnes dont ils ont entrepris le traitement. De nos jours on ne cesse encore
de revenir sur de pareilles objections ;
mais elles n'ont aucune valeur aux yeux
de ceux qui ont suivi le traitement d'un
certain nombre de somnambules lucides
et bien dirigés.

On ne pourrait certainement pas de
bonne foi reprocher aux magnétiseurs

qu'ils ont cherché à se soustraire, dans leur pratique, à la surveillance des médecins ; mais jusqu'à présent, il n'y a encore qu'un petit nombre de ces derniers qui aient pu ou voulu étudier le magnétisme, traiter quelques malades par cette méthode, et rendre publiques leurs observations.

Pour établir des principes, des règles fixes sur l'isolement du magnétisme et sur son association aux différentes méthodes thérapeutiques, il faut donc encore attendre que les gens de l'art consentent à s'en occuper plus généralement, et viennent en éclairer la pratique de toutes les lumières qu'ils ont acquises dans la science de l'homme. Tout en attendant cette heureuse époque, une sage réserve dans l'emploi des moyens qui ne sont pas proprement magnétiques, doit nécessairement réprimer le zèle des magnétiseurs, à moins qu'un somnambule lucide et bien soutenu dans ses crises, en justifiant les motifs de ses prescriptions, n'indique avec précision, avec exactitude, les effets qui doivent en résulter.

Je viens de dire un somnambule lucide et bien soutenu dans ses crises ; je suis d'autant plus autorisé à tenir ce langage, que je ne dois pas dissimuler que j'ai moi-même fourni l'exemple d'une erreur grave commise à mon égard par un somnambule. M. le comte de Lutzelbourg s'est empressé d'en faire part au public (1). Le même fait a été également inséré dans le VIIIe Numéro des *Archives du magnétisme*, en allemand, publiées par le docteur Boeckmann. Je rappelle ici cet exemple, pour prévenir un excès de confiance dans la véracité de tout ce que peuvent dire les somnambules magnétiques indistinctement, et dans l'intention de me garantir moi-même du reproche que ne manqueraient pas de me faire les antagonistes du magnétisme, de passer

____

(1) Voyez ses *Nouveaux extraits des journaux d'un magnétiseur*, p. 70. Strasbourg, 1788.

sous silence le mal, ou de tout croire aveuglément. D'ailleurs, *vouloir trop prouver,*
comme on dit, *ne prouve rien.*

Quoique la plupart des magnétiseurs
ne soient pas médecins, ils ont dû être
nécessairement conduits d'après le grand
nombre des faits heureux de leur pratique
et la simplicité même du moyen qu'ils
emploient à la conviction du dogme de
l'*autocratie de la nature,* de l'existence de
forces médicatrices ; forces dont l'énergie
se manifeste souvent par ces mouvemens
heureux et coordonnés qui aboutissent,
comme d'eux-mêmes, à une solution favorable de la maladie. Hippocrate a luimême enseigné cette précieuse et utile
doctrine, comme le prouvent le passage
qui me sert d'épigraphe et plusieurs autres
de ses œuvres.

Mais si la nature se suffit souvent à
elle-même, le peut-elle toujours ? Lui
est-il toujours possible de guérir seule
les maladies ? Non, sans doute. Le médecin, sage observateur des lois qu'elle lui

dévoile, n'exagère point, dans sa pensée, l'application de ce dogme salutaire, de cette belle et grande idée, mais qui lui offre malheureusement, dans sa pratique, un si grand nombre de fâcheuses exceptions. Prouver qu'ils ont déjà diminué de beaucoup le nombre de ces exceptions, telles sont les prétentions des magnétiseurs.

Est-il donc étonnant que, journellement témoins des effets curatifs qu'ils obtiennent dans un grand nombre de maladies où les ressources de la médecine ont été inutiles, ils ne cessent de proclamer le magnétisme comme un moyen propre à *seconder la nature, à l'aider dans ses efforts salutaires?* Eh bien! malgré leur zèle, leur persévérance, leurs lumières, leur expérience, leur probité même, les magnétiseurs n'ont point encore atteint le but désiré. Quelques-uns de leurs antagonistes, à la vérité, sont aujourd'hui forcés d'avouer que les effets produits par le magnétisme se lient à une cause dont ils n'osent plus contester l'existence, qu'ils ne traitent plus d'illusoire, de chimérique, comme on le fit en 1784, mais ils ne veulent absolument admettre *rien de curatif* dans la pratique du magnétisme.

Les magnétiseurs, disent-ils, nous parlent de guérir; mais ignorent-ils donc toutes les merveilles que le temps, les heureuses révolutions de la nature, l'exercice, les voyages, la dissipation, les diverses passions, etc., peuvent produire, et produisent en effet, tous les jours, dans l'économie animale? N'y a-t-il pas eu des cures surprenantes opérées à Saint-Médard? La dissipation n'a-t-elle pas guéri mademoiselle G*** d'un engorgement glanduleux au sein (1)? Pechlin vit un homme âgé et attaqué d'une forte jaunisse, avec une fièvre lente, rebelle à tous les remèdes, que le plaisir de la naissance d'un fils guérit très-promptement. La joie qu'éprouva M. Peirèse, en recevant une

______

(1) *Rapp. des commiss.*, p. 16.

lettre du président de Thou, le guérit d'une paralysie dont il était attaqué depuis quelque temps. Ne connaît-on pas le trait du fils de Crésus, muet de naissance; il acquiert sur le champ la faculté de parler en voyant un soldat prêt à frapper son père, et s'écrie : *Soldat, épargne Crésus!*

La frayeur a fait marcher des paralytiques; Lieutaud fit tirer un coup de fusil au pied du lit d'une épileptique, au moment où l'accès finissait; elle fut trois heures dans un état violent et dangereux; mais elle se trouva guérie; enfin il existe une foule d'exemples du même genre. Mais, répondrai-je, si des mouvemens perturbateurs, si les diverses passions guérissent en produisant un effet subit, combien de faits n'aurait-on pas à rapporter où ces moyens ont été aussi subitement funestes, et quelquefois même mortels; au lieu que dans les effets curatifs que la nature produit sous l'influence intentionnelle du magnétiseur, sa marche

est plus graduée, plus régulière, et souvent même indiquée à l'avance par le somnambule lucide.

Je me trouve encore arrêté par une
question présentée sous des dehors spécieux par ceux qui ne veulent point, sous
quelque condition que ce soit, admettre
que le magnétisme puisse guérir. Le magnétisme, nous disent-ils, peut-il tour à
tour devenir *alexitère* et *débilitant*, *as-
tringent* et *laxatif*, *excitant* et *antispas-
modique?* etc. Telle est ma réponse à cette
objection : L'action du magnétisme, obser-
verai-je, doit être conçue comme une modification vitale communiquée à la masse
entière du fluide animal, ou nerveux ou
magnétique, comme on voudra le nommer, qui entretient la vie dans tous nos
organes. Un défaut d'équilibre dans ce
fluide, des aberrations dans son mouvement, des altérations plus ou moins con-
sidérables dans sa qualité, sa quantité,
donnent naissance aux diverses affections
morbifiques, soit des fluides, soit des so-

lides. Toutes les parties de l'organisme sont en effet plus ou moins sous l'influence nerveuse; c'est cette influence qui y détermine des modifications de sensibilité, des phénomènes de contractilité sensible ou insensible, et sans lesquels il n'y aurait ni sensations, ni mouvemens locomoteurs, ni sécrétions, ni excrétions.

Le magnétisme paraît agir, comme l'avait enseigné Mesmer, immédiatement sur les nerfs, et médiatement sur toutes les autres parties; nous l'avons déjà dit, et nous devons le répéter ici; le fluide du magnétiseur exerce une influence sur celui du magnétisé, en rétablissant l'harmonie, corrigeant les aberrations de mouvement et les altérations, soit de qualité, soit de quantité; en sorte que, du concours de tous les organes, de leur action et réaction mutuelles, dépendent consécutivement des effets, tantôt alexitères ou débilitans, tantôt astringens ou laxatifs, enfin excitans ou antispasmodiques.

On ne doit pas se persuader qu'on puisse

toujours, dans la science de l'homme, juger rigoureusement des effets par leur cause, puisque cette cause nous est le plus souvent inconnue; il ne faut donc pas chercher à examiner, par des raisonnemens *à priori*, ce qui peut être soumis à l'observation. A l'aide de l'observation, les magnétiseurs se sont déjà élevés à un assez grand nombre de rapprochemens utiles et précieux. L'expérience, le raisonnement et l'analogie ont été de tout temps les guides du savoir. L'expérience, nécessairement toujours en première ligne, plus ou moins vraie, plus ou moins exacte, peut être, à certains égards, du ressort de tous; mais le raisonnement et l'analogie doivent être, en quelque sorte, regardés comme les instrumens de l'intelligence, et, pour s'en bien servir, il faut, outre des connaissances préliminaires, avoir acquis une certaine habitude. Les faits constatés par l'expérience sont irrécusables; ils sont la base de toutes nos connaissances positives, tandis que les conséquences que nous en déduisons par le raisonnement et l'analogie, enfantent les théories et les systèmes, et donnent souvent lieu à des contestations plus ou moins vives. On s'attaque alors avec plus ou moins d'aigreur et d'acharnement, et, après de longs et inutiles débats, chacun finit par rester dans son opinion : car, dans toute discussion, qui est celui qui ne croit pas raisonner juste ? Trouve-t-on beaucoup de gens qui, reconnaissant leur erreur, avouent franchement qu'ils se sont trompés ?

En renonçant à la théorie de Mesmer, il n'est pas possible d'anéantir une foule de faits positifs qui restent toujours vrais, de quelque théorie qu'on les fasse dépendre, et quelle que soit l'explication qu'on en donne. On ne peut pas non plus s'empêcher de conserver quelques-uns des documens magnétiques que la médecine hippocratique elle-même ne saurait désavouer. La doctrine du magnétisme, isolée de toutes vues hypothétiques, paraît au-

jourd'hui se réduire, comme on l'a vu
dans la première section, à la doctrine
des influences, et ces influences peuvent
être ou nuisibles ou salutaires.

Le premier document, celui des influences délétères, est incontestable; le
second, celui des influences curatives,
n'est encore généralement admis comme
tel que par les magnétiseurs.

Mais observe-t-on les lois d'une logique
rigoureuse dans toutes les attaques que
l'on dirige contre les magnétiseurs? Se
persuade-t-on gagner du terrain en leur
contestant sans cesse les effets curatifs
du magnétisme, et en paraissant même
devoir ne tenir aucun compte de leur
expérience et de leur conviction person-
nelles? Est-on en droit de les accuser
tous de n'avoir point évité l'illusion dans
l'observation des faits, ou d'y avoir joint
les fictions d'un esprit prévenu? Se croit-
on bien avancé en leur répétant que leurs
cures nombreuses ne prouvent rien, et
en leur observant que des *guérisons et*

des effets curatifs sont insuffisans pour prouver l'efficacité d'un remède curatif?

En raisonnant ainsi, à l'égard des magnétiseurs, on ne s'aperçoit pas que l'on sappe les fondemens de l'édifice médical; car n'est-ce pas sur des expériences de ce genre que se trouvent basées les connaissances pratiques du médecin? Se livrer à une étude suivie des causes morbifiques et des mouvemens vitaux qui tendent à les combattre et à les détruire; calculer sans cesse l'intensité de ces causes; apprécier l'importance des parties affectées, et adopter ses secours aux diverses époques de l'affection, tel est le devoir du médecin. Qui peut le diriger dans toutes ses recherches? L'expérience des autres et la sienne. Sans tout ce que l'une et l'autre ont pu lui apprendre sur la nature, les qualités, la dose et l'emploi des moyens que lui fournit la thérapeutique, comment oserait-il se croire en état de les appliquer à propos, et comme il convient?

Toute méthode thérapeutique doit être nécessairement expérimentale, pour garantir le praticien, autant que possible, d'un arbitraire dangereux ou d'une excessive confiance qui ne le serait pas moins. La pratique de la médecine, aux yeux de l'homme exercé, et même le plus instruit, n'est-elle pas toujours soumise à des chances plus ou moins incertaines? N'oublions donc jamais, dans toutes nos recherches médicales, le sage et utile précepte du père de la médecine : *Occasio præceps; experimentum periculosum, judicium difficile.* Si le magnétisme n'a pas encore obtenu généralement toute la confiance qu'il mérite, il en est digne, et l'obtiendra sans doute un jour.

Enfin, pour terminer cette discussion, conseillons, d'après l'académie elle-même, aux antagonistes du magnétisme, « de l'examiner sans passion, de laisser à part toute affection, toute opinion particulière, et de se mettre en garde autant contre le prestige de la nouveauté, que contre les préjugés qui naissent si naturellement d'un long système d'études et d'une vieille habitude de voir les objets (1).

---

(1) *Rapport sur la nouvelle nomenclature,* p. 250, 13 juin 1787.

CHAPITRE II.

Résumé des maladies dans lesquelles le magnétisme a été employé avec ou sans succès, et de celles où son usage n'a point encore été essayé.

Le nombre des cures opérées par le magnétisme est déjà très-grand ; plus il se multiplie, plus on doit sentir la nécessité de résumer les faits qui constatent les circonstances dans lesquelles on l'a employé avec succès, celles où il n'a pas réussi, et les maladies où son emploi n'a pas encore été tenté(1). Pour mettre plus d'ordre dans

____

(1) Ce travail est fait ; il doit paraître incessamment, et vient d'être annoncé dans le troisième cahier de la *Bibliothèque du Magnétisme*, p. 282, sous le titre suivant : *Exposé de toutes les causes opérées en France par le Magnétisme animal, depuis Mesmer jusqu'à nos jours.* La table des

mes recherches, je suivrai ici la nomenclature nosologique du professeur
Pinel.

Classe première (fièvres). Les fièvres
inflammatoires me paraissent être celles
dans lesquelles, en employant le magnétisme dès le début, il devrait avoir généralement un très-grand succès. Jusqu'à ce
moment, on ne peut encore citer qu'un
petit nombre de faits heureux qui se mul-
tiplieront, sans doute, quand les médecins voudront eux-mêmes faire usage du
magnétisme. Je n'ai eu occasion de magnétiser que quelques personnes prises de
fièvres éphémères inflammatoires ; mais
j'ai été à même d'observer avec quelle
promptitude la fièvre disparaissait.

Dans les fièvres dites *bilieuses* ou *gas-
triques*, dans les fièvres pituiteuses ou

------

matières qui y est jointe, fera voir aux lecteurs
que la plupart des maladies les plus rebelles à la
médecine ordinaire, ont été guéries par ce moyen.
(*Note de l'éditeur.*)

muqueuses, les fièvres rémittentes, inter-
mittentes , pernicieuses , adynamiques ,
ataxiques et pestilentielles, on aurait tort
de décider à l'avance que le magnétisme
n'y pourrait être d'aucune utilité ; que ces
fièvres soient sporadiques ou qu'elles rè-
gnent épidémiquement, le magnétisme
n'étant point encore assez généralement
pratiqué par des médecins, n'offre, du
moins dans nos ouvrages français, aucune
tentative qui se rapporte exactement aux
caractères connus de ces diverses mala-
dies(1). Il n'en est pas de même des fièvres
quotidiennes, tierces, double tierces,
quartes et irrégulières ; on l'y a très-souvent employé, et avec le plus grand succès. Dans le cas d'embarras gastrique ou
intestinal, j'ai pu moi-même produire un
soulagement très-prompt ; et j'ai vu alors
quelquefois un ou deux verres d'eau chaude
magnétisée et sucrée, occasionner, par
haut et par bas, de copieuses évacuations

---

(1) *Voyez* la table déjà citée.

qui ont bientôt fait disparaître tous les symptômes.

La classe des phlegmasies, soit aiguës, soit chroniques, fournit des preuves plus multipliées des effets salutaires que peut produire le magnétisme. Dans l'ordre premier (phlegmasies cutanées), on peut citer l'exemple de quelques varioles traitées jusqu'à guérison par ce seul et unique moyen, ainsi que plusieurs affections dartreuses. A l'aide du magnétisme, une rougeole rentrée reparaît bientôt, et le malade se trouve radicalement guéri au bout de huit jours. On a également obtenu des succès dans quelques cas d'érysipèle. Quant à la gale, la teigne, la plique, et autres maladies cutanées plus ou moins contagieuses, outre que ces maladies ne mettent point ordinairement la vie du malade en danger, la crainte de la contagion a dû prudemment y faire différer l'emploi du magnétisme. Mais dans quelques circonstances de maladies contagieuses où l'on voudrait avoir recours au magnétisme, je me permettrais de recommander, outre les précautions d'hygiène, des fumigations oxygénées, etc., d'avoir soin de se faire magnétiser soi-même, et de se mettre à l'arbre ou au baquet.

Dans l'ordre deuxième (phlegmasies des membranes muqueuses), ophtalmie, coryza, otite, angine, catarrhe pulmonaire, diarrhée, dysenterie, leucorrhée, offrent un assez grand nombre de traitemens magnétiques couronnés de succès. J'ai communiqué à la Société du magnétisme les détails d'une guérison que j'ai opérée dans le cas d'une ophtalmie aiguë. J'ai aussi recueilli quelques faits intéressans dans le traitement de coryza, d'otite, d'angine, de catarrhe pulmonaire, et surtout d'une fluxion érysipélateuse à là joue, chez une malade susceptible de somnambulisme magnétique. Généralement la gravité des syptômes qui accompagnent les maladies de cet ordre, et qui nécessairement en rendent le pronostic plus ou moins incertain, n'a pu que rarement permettre aux magnétiseurs d'employer le magnétisme, sur-tout lorsque les jours du malade paraissent en danger. Peut-être les médecins magnétiseurs oseront - ils, par la suite, faire dans ces circonstances graves, usage du magnétisme, au moins comme un auxiliaire infiniment précieux.

Espérons qu'il en sera de même pour les maladies de l'ordre troisième (phleg-masies des membranes séreuses), telles que la phrénésie, la pleurésie, la péricar-dite, le péritonite ; ainsi que pour celles de l'ordre quatrième (phlegmasies du tissu cellulaire et des organes parenchyma-teux), savoir ; phlegmon, oreillons, cé-phalite, péripneumonie, cardite, hépatite; néphrite, métrite. Cependant, ce qui doit faire concevoir de grandes espérances à cet égard, c'est que l'on a déjà obtenu quelques succès dans le phlegmon et la péripneumonie.

L'ordre cinquième (phlegmasies des tissus musculaire, fibreux et synovial) fournit divers exemples de rhumatismes guéris par le magnétisme. Le traitement y est en général plus ou moins long; et comme ces maladies sont sujettes à des rechutes, il est prudent de ne pas trop se hâter de proclamer ses succès. Quant à la goutte, l'exemple rapporté dans le n° Ier des *Annales du magnétisme*, n'y est pas suffisamment détaillé, sous le rapport des symptômes qui caractérisent cette maladie, pour que les gens de l'art puissent admettre que le magnétisme guérit la goutte.

Dans la classe troisième (hémorrhagies), et qui comprend les genres suivans : épistaxis, hémoptysie, hématémèse, flux hémorrhoïdal, flux menstruel, soit régulier, soit irrégulier, et dont les accidens sont alors l'aménorrhée, la ménorrhagie, le magnétisme a réussi nombre de fois dans quelques-unes de ces maladies. Il y a des exemples d'hémoptysie et de ménorrhagie guéries par le magnétisme; mais c'est sur-tout dans les suppressions de la menstruation qui s'accompagnent si souvent

d'accidens graves, que le magnétisme a généralement eu des succès marqués. Outre
les faits de ce genre, et dont il est facile
de trouver un grand nombre dans les
écrits des magnétiseurs, j'ai moi-même
recueilli le suivant, pendant les derniers
mois de mon séjour à Strasbourg, en
1788:

Une servante des environs de Ulm,
âgée d'environ vingt - six ans, sortie de
l'hôpital civil de Strasbourg, après y avoir
subi un traitement très-long et infruc-
tueux, se présenta, soutenue par deux
personnes, à la salle du traitement public,
et implorant, les larmes aux yeux, les soins
charitable de quelqu'un des membres de
la Société. Quoique l'état de la malade, à
la seule inspection, me parût très-alar-
mant, je cédai volontiers aux instances
qui me furent faites d'essayer si le magnétisme ne pourrait pas, au moins, procurer
quelque adoucissement aux souffrances
de cette pauvre fille. Elle avait une suppression depuis dix-huit mois ; cette ma-

ladie se trouvait compliquée d'une toux convulsive, avec expectoration presque continuelle, très-abondante et puriforme, qui ne lui laissait prendre aucun repos ni jour ni nuit. L'état du pouls, des sueurs nocturnes, une diarrhée plus ou moins fréquente, et quelquefois assez abondante, ne pouvaient qu'augmenter mes craintes d'un évènement promptement funeste.

Cependant je la magnétisai de suite, et à la salle du traitement. Je n'employai, dans cette première séance, qui dura environ trois quarts-d'heure, que le magnétisme à grands courans. Au bout de dix minutes, cette fille s'endormit, et, pendant son sommeil magnétique, la toux convulsive fut suspendue. Je lui remis à son réveil une bouteille d'eau magnétisée, en lui recommandant de la boire dans l'intervalle des vingt-quatre heures. Le lendemain, elle me dit qu'elle avait un peu moins toussé, et qu'elle avait eu dans la nuit quelques momens de sommeil. Je la magnétisai à la même heure et de la même manière que la veille. Je reconnus bientôt qu'elle était en somnambulisme; elle me fit d'ailleurs plusieurs observations sur l'état de sa poitrine, propres à me donner quelque espoir de réussir. Je prescrivis, dans cette crise, à la place de l'eau magnétisée, l'eau de Seltz, également magnétisée, et à la dose d'une pinte par jour.

Au bout de huit à dix jours, l'eau de Seltz avait déjà considérablement dégagé la poitrine; la toux était moins fréquente, l'expectoration diminuait sensiblement, et prenait un caractère plus rassurant; le pouls devenait meilleur, le sommeil était plus calme et plus long. A tous égards, la malade se trouvait infiniment soulagée; elle se purgea, à deux reprises différentes, avec une once et demie de sirop de Nerprun, et annonça chaque fois le nombre d'évacuations alvines qu'elle devait avoir; ce qu'une de mes malades qui assistait à toutes les crises, m'assura s'être très-exactement vérifié, ayant eu soin de ne la point quitter ces deux jours-là. Elle se prescrivit

ensuite quelques pédiluves, une saignée
du pied, et annonça l'époque précise du
retour de ses règles, qui reparurent au
bout de six semaines de traitement; et
elle fut alors radicalement guérie.

La classe quatrième (névroses) renferme les lésions du sentiment et du mouvement, sans inflammation ni lésion de
structure. L'ordre premier (névroses des
sens) nous offre, pour le premier sous-
ordre (névroses de l'ouïe), plusieurs
exemples de dysécie, de surdités plus ou
moins anciennes, plus ou moins graves,
complètement guéries par le magnétisme.
Pour le second sous-ordre (névroses de la
vue), quelques exemples où la vue simplement faible s'est trouvée améliorée par
le secours du magnétisme; des tayes sur
l'œil se sont dissipées par le même moyen.
Dans le N° XIV des *Annales du magnétisme,* on rapporte le fait intéressant d'une
cure très-prompte de cécité accidentelle,
et par suite d'une attaque d'apoplexie.
Quant à l'amaurose, le magnétisme n'y a

produit que peu d'effet, et le plus souvent point du tout.

Ordre deuxième (névroses des fonctions cérébrales). L'apoplexie est une des
maladies dans lesquelles on n'a peut-être
pas encore cherché, assez généralement,
à constater tout le bien que le magnétisme pourrait y faire. J'ai connu un magnétiseur de la Société de Strasbourg, qui
en fit usage sur une personne de sa connaissance, au moment même de l'attaque,
et le succès le plus satisfaisant couronna
ses efforts. Plusieurs épileptiques, plusieurs hypochondriaques ont été guéris
par le magnétisme. Comme le somnambulisme naturel est assez rare, on n'a point
encore, à ma connaissance, soumis à un
traitement magnétique les personnes sujettes à ce genre de névrose. Lorsque l'occasion s'en présentera, et qu'il sera possible d'employer alors le magnétisme, on
ne doit pas la laisser échapper.

Il y a, comme on sait, différens genres
d'aliénations mentales ; tels sont la manie,

(199)

la démence et l'idiotisme. Les aliénations
mentales tiennent à des causes, soit physiques, soit morales, et les altérations pro-
fondes que ces diverses causes ont produites dans l'économie animale, rendent
souvent les diverses espèces de folie incurables. J'ai rencontré plusieurs magnétiseurs qui étaient persuadés que le magnétisme devait plus généralement réussir
dans la folie que dans toute autre maladie;
mais pour ne point exagérer des prétentions que l'expérience n'a pas encore réa-
lisées, il faut observer que les aliénations
mentales sont quelquefois héréditaires,
qu'elles sont quelquefois essentielles, et
souvent le résultat d'une conformation
vicieuse, soit organique, soit accidentelle
de l'encéphale et de ses dépendances; ce
qui doit laisser alors bien peu d'espoir de
guérison. Dans le cas où l'aliénation mentale n'est que symptomatique, la cause
dont elle dépend pouvant être éloignée
ou détruite, on a pu guérir alors la folie;
et dans des circonstances du même genre,

il est permis d'espérer que le magnétisme réussirait.

M. le docteur Esquisol, à l'article *folie* (1), nous dit que le magnétisme a été employé, sur-tout en Allemagne, pour le traitement de la folie, mais sans nous indiquer aucun des résultats qu'on en a obtenus. « Les faits, ajoute-t-il, rapportés en France, à cet égard, ne sont ni exacts ni bien observés. En 1813 et 1816, j'ai fait des expériences sur onze aliénées maniaques ou mélancoliques. Une seule, éminemment hystérique, a cédé à l'influence magnétique ; mais son délire n'a éprouvé aucun changement. Le magnétisme n'a donc produit aucun effet sur l'aliénation mentale de onze aliénées soumises à ces expériences, dont je conserve le procès-verbal (2). »

---

(1) *Dictionnaire des sciences médicales*, t. xv, pag. 237.

(2) Nous pouvons assurer à nos lecteurs qu'il n'existe aucun fait *plus exact ni mieux observé*

J'ai magnétisé, il y a plusieurs années,
pendant environ un mois, un homme âgé
d'une trentaine d'années, d'une constitution d'ailleurs assez robuste, et dont l'a-
liénation mentale était caractérisée par
une *idée fixe*. Sur tout autre objet, il cau-
sait avec agrément, et annonçait beaucoup
d'instruction. Pendant les séances magnétiques, il n'éprouvait d'autre effet qu'un
peu de chaleur dans les hypochondres. Il
lui survint un jour, vers la fin de la séance,
un vomissement assez considérable de
matières bilieuses, suivi de plusieurs évacuations alvines. Cette crise alarma son

---

que les différens exemples de folie rapportés dans
les ouvrages publiés sur le Magnétisme, à Strasbourg, à Bordeaux, à Paris, et tout récemment
encore à Poitiers, par M. Drouault. Si M. le
docteur Esquisol avait bien voulu prendre quelques informations et regarder comme valables
les témoignages des malades, de leurs parens,
de leurs amis, de leurs magnétiseurs, nous
aimons à croire qu'il aurait suspendu son jugement, *et répété ses expériences.* (Note de l'éd.)

épouse, et le malade se détermina à renoncer à tout traitement magnétique.
Pendant tout le tems que je l'ai magnétisé, je n'ai pu m'apercevoir d'aucun changement dans son aliénation mentale.

Il y a quelques exemples de cures opérées par le magnétisme chez des personnes
tombées dans un état d'idiotisme ou d'im-
bécillité. Le 1er vol. des *Mémoires de la
Société de Strasbourg*, pag. 85, contient
les détails de la guérison d'une enfant
âgée d'environ treize ans, qui avait gra-
duellement perdu la raison, au point
qu'elle était devenue incapable d'apprendre à lire et à écrire. Elle ne fit usage que
du magnétisme et de l'eau magnétisée, et
fut guérie, dans l'espace d'environ un
mois, par M. Jager, chirurgien.

L'hydrophobie est une maladie cruelle,
et qui inspire le plus grand effroi; mais
on peut aisément et avec sûreté en prévenir la contagion par une prompte cau-
térisation de la partie qui a été mordue.
Cependant, si cette indispensable précau-

tion a été négligée, au bout de quelques semaines la maladie se manifeste avec des symptômes convulsifs, l'horreur des liquides, un sentiment d'ardeur et de construction à la gorge, et une extrême sensibilité des organes des sens. Le malade succombe bientôt alors à la violence des symptômes; les diverses ressources de la thérapeutique ont jusqu'à présent échoué, quoique l'opium, le camphre, les mercuriaux, les saignées, les bains, etc., aient souvent adouci et calmé les souffrances du malade, mais sans pouvoir lui sauver la vie.

On n'a point encore essayé qu'elle pourrait être l'influence magnétique dans l'hydrophobie, et je ne crois pas qu'il fût facile d'en tenter l'emploi lorsque la maladie est déclarée. Mais comme, dans l'hydrophobie contagieuse, depuis l'époque de la morsure jusqu'à celle où les symptômes se déclarent, il y a un intervalle plus ou moins long, on aurait le temps d'essayer le magnétisme, les bains et lo-

tions d'eau magnétisée; peut-être obtien-
drait-on quelques succès, quelques renseignemens précieux, sur-tout si l'on était
à même de s'aider des conseils d'un somnambule lucide. On pourrait également
faire quelques tentatives sur des animaux,
en prenant néanmoins toutes les précautions qu'exigeraient des expériences de
ce genre. On trouverait plus facilement,
sans doute, et avec moins de risque, l'occasion d'essayer le magnétisme dans le
cas de morsure ou piqûre d'animaux ve-
nimeux, tels que vipère, couleuvre, scor-
pion, tarentule, etc. Tout le monde a
entendu parler des effets merveilleux de
la musique dans cette dernière circonstance; on peut consulter à cet égard une
dissertation qui se trouve dans les Œuvres
de Baglivi.

Ordre troisième (névroses de la loco-
motion et de la voix). Le magnétisme a
souvent produit des effets salutaires dans
les différentes espèces de moralgies. La
migraine, les maux de dents, les douleurs

de sciatique ont très-souvent cédé à l'influence magnétique ; et il y a peu de magnétiseurs qui ne fussent à même d'en
fournir des preuves. Il serait à désirer
qu'on fît l'essai du magnétisme dans le
tétanos traumatique, si souvent mortel à
la suite des blessures graves. Plusieurs
maladies convulsives ont été guéries par
le magnétisme, sur-tout lorsque les malades sont devenus somnambules ; mais
on a aussi observé que, dans quelques circonstances, le magnétisme avait soulagé
sans guérir.

La paralysie, soit incomplète, soit
complète, selon l'âge, l'idiosyncrasie,
l'ancienneté de la maladie, peut donner
plus ou moins d'espérance de guérison.
Dans quelques circonstances, quoique la
paralysie fût ancienne, et même chez des
vieillards, le magnétisme a obtenu des
succès étonnans. Dans d'autres, il a produit quelque soulagement, quelque amé-
lioration ; plus souvent ses effets ont été
nuls. La cure d'accidens paralytiques peu

graves, peu anciens, et sur-tout chez de
jeunes personnes, prouverait difficilement
en faveur du magnétisme, puisque les
gens de l'art sont tous les jours à même
d'observer que, par les seules ressources
de la nature, aidée d'un régime convenable, ces accidens se dissipent souvent
comme d'eux - mêmes. La paralysie de
plusieurs muscles du cou, et la difformité
de cette partie, dont fut guérie la fille de
M. Oberlin, enfant âgée de huit ans, était
occasionnée par un engorgement sanguin
sous le crâne, et qui eut lieu à la suite
d'une chute. Il faut lire, dans les Mémoires
des Strasbourg (1), les détails intéressans
de cette cure opérée par M. Le Blanc,
chirurgien-major.

Ordre quatrième (névroses des fonctions nutritives). Digestion, respiration,
circulation. Le magnétisme offre un grand
nombre de cures dans les cas de maux
d'estomac, de vomissemens, de dyspep-

____

(1) Tome II, page 98 et suiv.

sie, de coliques, etc. Quant à la colique
de plomb, l'iléus, je ne trouve à citer aucun traitement qui y ait rapport. Si l'on
avait lieu de soupçonner qu'un malade
eût été empoisonné, qu'on pût même en
obtenir la preuve (*Voyez*, à cet égard, les
Journaux de M. le comte de Lutzelbourg),
il ne faudrait pas fonder l'espérance de
remédier à un pareil accident, sur le seul
emploi du magnétisme, sur-tout dans les
premiers momens, et à raison même de
la très-grande irritabilité nerveuse qui
existe alors ; les boissons délayantes émé-
tisées, le vomitif même, si le poison est
de nature à n'agir que lentement, les ca-
taplasmes, et les lavemens émolliens, les
antispasmodiques, doivent nécessairement précéder. Une fois la détente opérée, le poison, en grande partie évacué,
le magnétisme réclame alors tous ses
droits, et son influence salutaire peut
prévenir les suites fâcheuses d'un accident
aussi grave. Consultez également, sur cet
objet, les Journaux de M. le comte de

Lutzelbourg, qui contiennent des rensei=
gnemens précieux sur la conduite qu'au=
rait à tenir, dans une pareille circonstance,
un magnétiseur médecin.

L'asthme a été plusieurs fois traité avec
succès par le magnétisme; il est à croire
qu'on pourra, par de nouvelles tentatives,
multiplier les faits heureux déjà recueillis.
L'asphyxie, par défaut d'air respirable,
par strangulation, par un gaz délétère,
réclame de suite des secours plus éner=
giques et plus prompts que ne peut l'être,
dans ces circonstances, le magnétisme.
Cependant, en même temps que l'on fait
usage de tous les moyens propres à rani=
mer l'asphyxié, on pourrait également
souffler *chaud*, à plusieurs reprises et long=
temps, sur la région du cœur.

Les palpitations se manifestent par des
mouvemens précipités et irréguliers du
cœur. Ces symptômes caractérisent assez
la nature de cette maladie pour faire es=
pérer d'y obtenir des succès de l'emploi
du magnétisme. Madame B***, magnéti=

sée par M. Tardy de Montravel, a fourni à cet égard, dans ses crises somnambuliques, des renseignemens intéressans, et que tous les magnétiseurs ne doivent jamais perdre de vue.

Dans la syncope, j'ai eu moi-même quelquefois occasion de me convaincre combien le souffle magnétique, sur la région du cœur, a d'énergie ; mais il est des cas où son influence ne serait pas, pour le moment, suffisante, sur-tout si la personne était déjà très-sensiblement refroidie, et ne donnait même aucun signe de vie.

Il y a environ une douzaine d'années que je fus appelé dans une commune voisine de Pont-Sainte-Maxence, par la femme d'un cultivateur. Elle avait reçu la veille un coup assez violent à la tête, et me fit prier de venir la saigner. Je m'y rendis entre dix et onze heures du matin, et lui tirai du bras de quinze à seize onces de sang. Cette femme se trouva mal vers la fin de la saignée : je la ranimai avec un

peu de vinaigre, dont je lui frottai les narines et les tempes; et ses deux filles l'ai-
dèrent de suite à se remettre dans son lit.
Quelques minutes après, m'étant appro-
ché d'elle pour lui demander comment
elle se trouvait, et voyant qu'elle ne me
répondait pas, je lui prends le bras, je le
trouve froid; point de pouls, point de
respiration, aucun battement de cœur.
Ses deux filles s'éloignent alors, en fon-
dant en larmes, persuadées que leur mère
était morte.

Après avoir de nouveau frotté les tempes, les narines, et même les gencives,
avec du vinaigre, mais sans aucun succès,
je me détermine à faire allumer sur le
champ un bon feu; j'applique, le plutôt
possible, sur le creux de l'estomac, une
serviette presque brûlante, et par-dessus
une autre très-chaude; je commence à
exercer de suite, et sans relâche, des frictions avec la main sur toute la région épi-
gastrique et abdominale. Une personne
était continuellement occupée à faire

chauffer des serviettes ; et, pendant plus
d'une demi-heure, je ne discontinuai point
d'exercer des frictions. Enfin j'aperçois à
travers les paupières un léger mouvement
du globe de l'œil ; l'espérance renaît, et
bientôt la malade peut me dire, à voix
basse, de cesser ces frictions qui la fati-
guaient. Une cuillerée de bon vin achève
de la ranimer ; et cet accident n'eut heureusement aucune suite fâcheuse.

Parmi les névroses des organes de la
génération, les affections hystériques s'offrent comme un genre de maladies dans
lesquelles le magnétisme a plusieurs fois
obtenu des succès marqués.

Classe cinquième (lésions organiques).
Aucunes tentatives magnétiques n'ont été
faites dans la syphilis, le scorbut, la gan-
grène, le cancer, etc. Le traitement de
toutes ces maladies, parvenues à un certain degré, ne serait pas sans quelque
danger pour le magnétiseur, du moins
d'après le dire de plusieurs somnambules.
Dans le cas de tubercules pulmonaires et

mésentériques, d'engorgemens glanduleux, de scrophules, d'obstructions des
viscères du bas-ventre, tels que le foie, la
rate, etc., de jaunisse, on a déjà obtenu
dés succès assez prononcés pour encou-
rager les magnétiseurs à multiplier leurs
tentatives. Peut-être le rachitis donnerait-
il quelque espérance de réussite, si le magnétisme y était employé de bonne heure
régulièrement, et pendant un espace de
temps assez long.

Ordre deuxième (lésions organiques
particulières). Il n'y a pas, je crois, beaucoup de succès à espérer du magnétisme
dans les différentes espèces d'anévrysmes,
de dilatations variqueuses, si déjà elles
sont arrivées à un degré très-considérable ;
il en serait de même des rétrécissemens
et oblitérations qui ont lieu souvent dans
les vaisseaux sécréteurs et excréteurs.
Qu'aurait pu faire le magnétisme chez un
malade qui mourut subitement, et qui
offrait, comme je m'en suis assuré par
l'autopsie cadavérique, un tel rétrécisse-

ment squirrheux d'environ les deux tiers de l'arc transversal du colon, qu'à peine pouvait-on y introduire un tuyau de plume ordinaire? Que prouve, contre l'efficacité des influences magnétiques, l'exemple de M. Court de Gébelin, qui mourut *guéri*, dit-on, par le magnétisme? On s'assura, par l'ouverture du corps, qu'il existait une désorganisation des reins qui rendait la mort inévitable. En doit-on raisonnablement conclure que M. Gébelin n'avait éprouvé aucun soulagement pendant le traitement magnétique; qu'il n'avait pas été guéri d'une maladie qui compliquait cette affection organique dont il est mort un an après? Tout magnétiseur sans enthousiasme et de bonne foi, n'a jamais annoncé le magnétisme comme un remède infaillible; d'ailleurs, *quel remède*, observe-t-on avec raison, *ne faudrait-il pas proscrire, s'il suffisait, pour cela, de citer des exemples de gens qui sont morts un an après en avoir fait usage?*

L'ascite, l'anasarque, sont des maladies dans lesquelles le magnétisme a très-souvent réussi. J'ai communiqué à la Société du magnétisme les détails d'une cure de ce genre que j'ai opérée l'année dernière (1). Quant à l'hydrocéphale, l'hydrothorax, l'hydropéricarde et les hydropisies enkystées, il n'y a encore, à ma connaissance, aucun fait magnétique à offrir. Il en est de même du diabétès, des concrétions biliaires et urinaires.

Quant aux affections vermineuses, on est étonné du nombre prodigieux de personnes des deux sexes chez lesquelles ces affections se sont trouvées être ou la cause principale et même essentielle de leurs maux, ou quelquefois simplement la complication d'autres maladies plus ou moins graves. La plupart de ces malades sont devenus somnambules, et ont été radicalement guéris. Les traitemens magné-

---

(1) Elle est insérée dans le premier cahier de la *Bibliothèque du Magnétisme*, p. 5.

tiques ont prouvé que les affections vermineuses sont beaucoup plus fréquentes,
même après l'âge de l'enfance, qu'on ne le
croyait auparavant (1).

---

(1) L'auteur de l'ouvrage que nous avons cité
au commencement de ce chapitre, a recueilli dans
ses nombreuses recherches, plusieurs exemples
de l'efficacité du magnétisme, dans la goutte,
la gale, la syphilis, le scorbut, le cancer, les
ulcères, les hernies, etc. etc. *Voyez* la table des
matières. (*Note de l'éditeur.*)

CHAPITRE III.

Maladies chirurgicales.

Le médecin se consacre ordinairement, et plus volontiers, au traitement des maladies que je viens de récapituler, d'après le tableau qui les présente dans l'ordre systématique de classification auquel je me suis conformé. Les plaies, les ulcères, les tumeurs, les fractures et les luxations, sont plus particulièrement du ressort de la chirurgie. Les plaies et ulcères peuvent affecter indistinctement toutes les parties, et nous présenter, dans les différens symptômes qui les accompagnent, une série de phénomènes plus ou moins variés. Les plaies sont la suite d'une lésion physique et spéciale produite par l'effet mécanique de corps dont les uns sont piquans ou tranchans, les autres froissent, contondent et déchirent. Les ulcères dépendent d'une altération particulière des propriétés vitales et organiques qui se manifeste dans les parties affectées. De quelque espèce que soient les ulcères, il y a dans tous perte de substance ; et la suppuration est le moyen que la nature emploie pour les amener à cicatrisation. C'est alors que l'art, en secondant plus ou moins convenablement les efforts salutaires de la nature, peut accélérer, retarder, ou même empêcher la guérison de l'ulcère.

Dans les plaies, tout observateur attentif ne tarde pas à remarquer les effets d'un travail tout particulier, et dirigé pour réunir le plus promptement, et le mieux possible, les parties divisées. Aussi les plaies simples et récentes qui ne sont accompagnées d'aucun accident grave, ne présentent-elles qu'une seule indication curative qui est la réunion immédiate.

Dans quelques-unes des circonstances relatives aux plaies et aux ulcères, le magnétisme n'est pas sans avoir fourni des preuves de son efficacité, sur-tout lorsque le malade est susceptible de somnambulisme. Le magnétisme et les lotions d'eau magnétisée ont déjà été employées avec succès dans le cas de plaies et d'ulcères. On en voit à la page 32 et 36 du tome 1er des Mémoires de Strasbourg, deux exemples. L'un chez un vieillard de soixante et douze ans, l'autre chez un enfant de six mois. Avant que le magnétisme fût connu, on avait déjà nombre de fois employé l'eau simple dans le pansement des plaies; et on avait reconnu les bons effets de cette méthode. On trouve, à ce sujet, de précieux documens dans les écrits d'Hippocrate et de Celse.

Le savant auteur auquel on doit des réflexions si judicieuses sur l'usage chirurgical de l'eau (1), rappelle les tentatives heureuses faites à cet égard par Gui de Chauliac, Paré, François Martel, etc.,

____

(1) *Dictionnaire des sciences médicales*, t. x, pag. 469.

et entr'autres la cure du duc d'Orléans,
qui, ayant reçu une blessure au méta-
carpe de l'une des mains, dut la vie et la
conservation de son bras aux applications, affusions et immersions d'eau; et
nul autre remède, ajoute M. le baron
Percy, ne peut partager avec elles la gloire
d'une cure si brillante, et opérée sous la
direction du docteur Chirac.

Quelques magnétiseurs se croiront sans
doute en droit de revendiquer comme
effet du magnétisme la cure des canon-
niers pansés avec l'eau, d'après la méthode
d'un meunier alsacien, et qui furent guéris en six semaines (*voyez* p. 478 et 479,
même article), celle du duc de Lorges
(*idem,* pag. 494), qui avait aux jambes
des ulcérations chroniques et rebelles,
qu'on appelle vulgairement *loups.* On fit
venir un soldat suisse, qui, dans la garnison, passait pour un savant. Cet homme
se mit à *charmer* de l'eau, et s'en servit
si bien, qu'en un mois les jambes furent
parfaitement guéries. Mais les trente-

quatre blessés que M. Lombard (*idem*, p. 479 et 480) a également pansés avec l'eau, tantôt froide, tantôt tiède, selon l'état de leurs plaies, et qui, malgré la gravité et la complication bien constatées de quelques-unes de leurs blessures, furent guéris dans un espace de quarante-cinq jours, et le furent sans aucune influence magnétique, du moins intentionnelle.

Ces faits, et beaucoup d'autres du même genre, recueillis aux armées, prouvent les avantages inappréciables que la chirurgie peut retirer de l'usage de l'eau dans le traitement des plaies. J'ai été à même de faire quelques observations de ce genre ; et j'ai eu plusieurs fois occasion de me convaincre, sur-tout en Angleterre, des effets salutaires que produisent la charpie et les compresses imbibées d'eau salée, et appliquées sur des ulcères scrofuleux avec carie. Les douleurs, principalement la nuit, n'étaient supportables qu'autant que l'appareil restait suffisamment humecté.

Mon intention n'est point de passer ici en revue la nature des différens ulcères, les divers symptômes dont ils s'accompagnent, et qui en rendent si souvent la cure extrêmement difficile; mais il est nécessaire de prévenir les magnétiseurs qui voudraient, à cet égard, se livrer à des tentatives magnétiques, sans avoir déjà, pour eux, aucune donnée positive, recueillie de maladies du même genre, sans être éclairci des conseils d'un somnambule lucide, d'obtenir préliminairement quelques renseignemens indispensables. Ils doivent s'assurer, 1° quel est l'organe affecté; 2° si l'ulcère simplement local est plus ou moins ancien, s'il n'en existe point ailleurs d'autres du même genre; 3° s'ils ne dépendent pas d'un virus particulier, et dont la masse des humeurs se trouverait infectée depuis un temps plus ou moins long. Car, dans ce dernier cas, en traitant quelques-unes de ces affections, non seulement ils s'exposeraient eux-mêmes à une sorte de contagion, mais en compromettant ainsi leur propre santé, ils feraient souvent courir des risques à leurs autres malades, sur-tout à ceux qui sont somnambules, et qui ont une très-grande susceptibilité nerveuse. Ces dangers nous ont souvent été indiqués par plusieurs somnambules lucides, et qui même se refusaient constamment à prendre en rapport les malades atteints de ces sortes d'ulcères.

Nous n'avons donc encore qu'un très-petit nombre de faits concernant le traitement magnétique des ulcères; mais on ne saurait lire, sans le plus grand intérêt, les détails de la cure d'ulcères fistuleux, avec rétrécissement du rectum. Cette cure est insérée dans les Numéros XI, XII, XIII et XIV des *Annales du Magnétisme*. Madame Perrier, qui en est le sujet, fut magnétisé par son mari, et devint somnambule. Elle a dirigé elle-même, dans ses crises somnambuliques, un traitement très-long et très-difficile, mais que le plus heureux succès a enfin couronné.

Nul doute que l'on n'obtienne, de l'emploi du magnétisme, des succès plus multipliés encore dans la plupart des tumeurs inflammatoires, dans les contusions et ecchymoses. On l'a déjà vu réussir plusieurs fois dans les panaris, les engelures, les furoncles et différentes fluxions. Mais, jusqu'à quel degré le magnétisme pourra-t-il être utile dans les tumeurs lymphatiques d'un volume considérable, les tumeurs enkystées, sarcomateuses, polypeuses, flatueuses ou venteuses, la tympanite, par exemple, l'hydropisie des articulations, l'hydrocèle, etc. ? C'est par de nouvelles tentatives, par l'expérience seule qu'il sera possible, dans la suite du temps, d'acquérir, à cet égard, des faits et des renseignemens précieux qui nous manquent encore pour le moment.

Cependant, ne nous abusons point par rapport aux tumeurs occasionnées par le déplacement des parties molles, et telles sont les hernies en général. L'usage d'un bandage approprié à la nature de la hernie,

devient ici presque toujours indispensable pour prévenir des accidens consé-
cutifs qui pourraient avoir lieu, et sur-
tout dans le cas d'une hernie inguinale
par la sortie de l'intestin, ou plus malheureusement encore son étranglement,
circonstance très-fâcheuse, et qui réclame
alors et promptement l'opération dite du
bubonocèle. L'urgence est telle dans ce
cas, que le malade succomberait probablement avant que le magnétisme eût une
action assez prononcée pour calmer les
symptômes, et faire naître quelque espérance.

Il y a tout lieu de croire cependant que
le magnétisme pourrait être de quelque
utilité dans les diverses affections que détermine consécutivement l'existence d'une
hernie ; mais il n'agirait point immédiatement sur la hernie elle-même, cause première et essentielle de ces affections : tout
au plus coopérerait-il, dans quelques circonstances favorables, mais conjointe-
ment avec un bandage et quelques appli-

cations toniques, à une cure radicale,
dont les divers ouvrages de chirurgie offrent plusieurs exemples chez de jeunes
sujets.

Quelquefois aussi chez une personne
affligée de hernie, si, par suite d'un exercice forcé, d'un mouvement subit et violent, la tumeur herniaire, ordinairement
contenue par le bandage, vient à franchir
l'anneau, il peut en résulter des accidens
plus ou moins graves; on doit tâcher de
les prévenir, ou, s'ils se sont déjà mani-
festés, d'y porter remède. Mais lorsque
le taxis, la saignée, les bains et autres
moyens convenables ont été employés
sans produire l'effet désiré, serait-il alors
à propos de faire usage du magnétisme?
pourrait-on se flatter d'en obtenir quelque
succès? Je ne me permettrai certainement pas de rien décider, à cet égard, jusqu'à ce qu'il se présente un fait magnétique de ce genre. Cependant si, par les
seules ressources de la nature, et j'en ai
vu un exemple chez un malade auprès

duquel j'étais appelé en consultation, la réduction a eu lieu au moment où l'on ne s'y attendait plus, après avoir mis inutilement en usage les moyens le mieux indiqués, pourquoi désespérerait-on de voir le magnétisme produire dans des cas semblables l'effet que l'on désire ?

Les os, quoique les parties les plus dures et plus solides du corps humain, sont cependant sujets, comme les parties molles, à différentes maladies ; et telles sont les solutions de continuité occasionnées par un instrument ou piquant ou tranchant, les fractures, la carie, l'exostose, la nécrose, les luxations ou déplacemens des os mobiles de leurs cavités articulaires. C'est sur-tout dans les fractures et les luxations que la chirurgie manifeste tout son pouvoir, de la manière la plus évidente. Sans son secours, sans un pansement méthodique, la nature ne pourrait opérer dans ces circonstances qu'une guérison le plus souvent imparfaite. Nous resterions estropiés, et nous

nous trouverions alors ou totalement ou partiellement privés du libre usage de nos membres.

Dans toute luxation simple et récente, la réduction, toujours indispensable, devient, si elle peut être faite promptement, presque le seul moyen curatif; et dès que la tête de l'os rentre dans sa cavité articulaire, les symptômes et les accidens qui sont la suite de ce déplacement, disparaissent, comme on peut dire, instantanément. Cependant le gonflement de la partie, l'engorgement même plus ou moins considérable qui surviennent, si la réduction a été différée trop long-temps, ou qu'elle ait offert de grandes difficultés, forcent souvent de l'ajourner jusqu'à ce que ces accidens soient considérablement diminués; c'est dans ce cas que le magnétisme pourrait être bien certainement employé comme auxiliaire.

Il en est de même dans les fractures simples, composées et compliquées. Avant tout, l'os fracturé doit être non seulement réduit d'après les préceptes et les règles de l'art, mais il doit être en outre maintenu par un appareil approprié à la nature et au lieu de la fracture. De plus, il faut que le membre soit placé dans une situation convenable, et qui favorise le travail de la nature pour la formation du col. Si la fracture est compliquée, le traitement se trouve alors nécessairement assujetti à des précautions qui dépendent de cette circonstance même. Toutes les conditions préliminaires et essentielles étant remplies, le traitement d'une fracture devient, à proprement dire, *médico-chirurgical;* et dans la plupart des accidens qui se manifestent alors, tels que la fièvre, les engorgemens, inflammations, ulcérations, etc., nul doute que le magnétisme ne puisse être alors employé avec plus ou moins d'avantage.

J'ai souvent entendu faire à plusieurs personnes qui étaient témoins de quelques crises somnambuliques, les réflexions suivantes : Si le somnambule, disaient-elles, peut dans ses crises lucides connaître une maladie interne, s'il est capable d'en diriger le traitement, il n'y a pas de doute qu'il ne fût en état de connaître et d'indiquer les circonstances qui accompagnent une fracture, une luxation. Ce genre de preuve, ajoutait-on, si facile à vérifier, leverait bien des obstacles, aplanirait bien des difficultés, et en éclairant notre confiance, autoriserait de notre part un aveu que notre conviction personnelle ne nous permettrait pas de refuser plus long-temps. Je ne pouvais donner alors à cet égard aucune réponse affirmative que par analogie; et, contre cette analogie, on se plaisait toujours à faire valoir les exemples et les dangers de l'*illusion*. En réponse à ces objections, les *Annales du magnétisme* (Nº XLVIII, p. 247 et suiv.) viennent de fournir un fait on ne peut pas plus satisfaisant.

Une jeune personne, par suite d'une chute assez grave, se luxe l'humerus dans son articulation scapulaire. Une somnam-

bule lucide reconnaît de suite la luxation
de l'humerus, et ajoute que cet os, près
de sa tête, est partiellement fracturé en
bizeau. Cette fracture partielle, et sans
doute difficile à vérifier, fut d'abord mé-
connue par le chirurgien qui réduisit la
luxation ; mais le second chirurgien appelé en consultation, en constata la réalité avec son collègue, et confirma la lucidité de la somnambule qui avait indiqué
la méthode de pansement très-convenable
pour remédier à cet accident.

Les fractures avec un écrasement considérable des os, ne laissant aucun espoir
de sauver le membre, rendent souvent
alors l'amputation indispensable ; et dans
cette circonstance, il faut nécessairement
que la chirurgie vienne encore au secours
du blessé. L'art du dentiste, l'opération
de la cataracte, celles de l'empyême, de
la pierre, de l'anévrysme, le cathétérisme,
la paracenthèse, les circonstances plus ou
moins fréquentes qui, dans la pratique
des accouchemens, réclament de suite

l'application du forceps, quelquefois même l'opération césarienne, m'offriraient une foule de faits où la chirurgie peut seule procurer un soulagement, une guérison même que, par les ressources ordinaires de la médecine, et par celles du magnétisme, on ne serait certainement plus à portée ni d'espérer ni d'obtenir. Dans les maladies qui surviennent si fréquemment à la suite des couches, je ne saurais trop recommander, et sur-tout d'après quelques faits heureux déjà recueillis, l'emploi du magnétisme; il est également probable qu'on en obtiendrait le plus grand succès dans les diverses maladies des enfans.

D'après le résumé que je viens d'offrir dans ce chapitre et le précédent, il est facile d'apercevoir quels ont été les succès du magnétisme dans un très-grand nombre de maladies; mais cependant ne nous dissimulons point qu'il nous reste encore beaucoup à faire. En recueillant les faits nouveaux qui peuvent se présenter, tâchons de nous garantir des excès et des abus de l'enthousiasme ; car *tout nier* et *tout croire*, sont deux extrêmes qu'il faut également éviter. Le magnétisme doit, tôt ou tard, triompher de ses ennemis ; les ressources de la malveillance s'épuisent ; chaque jour elle perd de son influence dangereuse. Qu'elle ne se flatte plus désormais d'arrêter les élans de ce zèle et les efforts de cette courageuse persévérance, dont les magnétiseurs ont donné depuis si long-temps l'exemple. Dans les circonstances les plus défavorables, l'amour du bien et le besoin de défendre la vérité leur ont fait un devoir de poursuivre sans relâche leurs honorables travaux.

Dans l'étude et l'emploi du magnétisme, leur but a toujours été de soulager les maux de l'humanité, de seconder les efforts de la nature, et de prévenir, quand il en est temps encore, le développement de ces maladies, que plus tard il serait

souvent si difficile, et quelquefois même
impossible de guérir. Réunissons donc
tous nos efforts; ne désespérons point
d'accélérer l'heureuse époque où le magnétisme, mieux apprécié, sera plus généralement répandu, plus favorablement
accueilli des gens de l'art. Peut-être vien-
dra-t-il alors ou remplacer ou perfection-
ner, en les secondant, plusieurs de nos
méthodes thérapeutiques! Du moins nous
a-t-il déjà souvent aidé à simplifier l'emploi des ressources nombreuses que l'expérience des siècles à mises à notre disposition pour le soulagement de nos maux!

Je n'avais quitté, à la fin de 1788, la
Société de Strasbourg, qu'avec l'intention
de retourner bientôt me consacrer, dans
son sein, à la pratique du magnétisme,
et d'en suivre les effets comparativement
avec les résultats ordinaires de la médecine. Mes désirs n'ont point été accom-
plis; toutes mes espérances à cet égard se
sont évanouies. Froissé comme tant d'autres par les évènemens révolutionnaires,

long-temps éloigné de ma patrie, appelé
ensuite aux armées, où j'ai été, sans in-
terruption, pendant six ans et demi, chargé
d'un service médical, je n'ai pu donner
aucune suite au plan que je m'étais tracé;
je n'ose même désormais espérer de le
réaliser qu'autant que l'âge, la santé et
des circonstances favorables pourront me
le permettre.

FIN.

TABLE

DES MATIÈRES

Contenues dans cet ouvrage.

—

PREMIÈRE SECTION.

DEUXIÈME SECTION.

TROISIÈME SECTION.

FIN DE LA TABLE.

ERRATA.

Pages. lignes.

x,   20 (*introduction*), le profession, *lisez* la pro-
        fession.

1,   8, réellement, *lisez* entièrement.

27,   10 et 11, deviennent dès-lors illusoires, *lisez*
        devient dès-lors illusoire.

187,   4 *de la note*, causes, *lisez* cures.

Nota. Nous avons dit, page 55, que l'observation de
M. Roullié, relativement à la plaque de verre magnétisée, n'avait encore été faite que par lui. Nous apprenons
à l'instant que deux membres de la Société du magnétisme viennent d'en recueillir de semblables.

(Note de l'éditeur.)